正念阴瑜伽

自我疗愈与转化之道

Michelle Chu

米歇尔·朱——著

北京时代华文书局

图书在版编目（CIP）数据

正念阴瑜伽：自我疗愈与转化之道 / 米歇尔·朱著 . — 北京：北京时代华文书局，2022.9

ISBN 978-7-5699-4694-9

Ⅰ . ① 正… Ⅱ . ① 米… Ⅲ . ① 瑜伽 Ⅳ . ① R161.1

中国版本图书馆 CIP 数据核字 (2022) 第 153359 号

北京市版权局著作权合同登记号　图字：01-2018-5104 号

《正念阴瑜伽：自我疗愈与转化之道》，Michelle Chu 著

中文简体字版 ©2022 年由北京时代华文书局出版发行

本书经城邦文化事业股份有限公司（商周出版）授权出版中文简体字版本。

非经书面同意，不得以任何形式任意复制、转载。

拼音书名 | ZHENGNIAN YIN YUJIA：ZIWO LIAOYU YU ZHUANHUA ZHI DAO

出 版 人 | 陈　涛
责任编辑 | 余荣才
责任校对 | 张彦翔
装帧设计 | 孙丽莉　赵芝英
责任印制 | 訾　敬

出版发行 | 北京时代华文书局 http://www.bjsdsj.com.cn
　　　　　北京市东城区安定门外大街 138 号皇城国际大厦 A 座 8 层
　　　　　邮编：100011　电话：010-64263661　64261528
印　　刷 | 三河市嘉科万达彩色印刷有限公司　0316-3156777
　　　　　（如发现印装质量问题，请与印刷厂联系调换）
开　　本 | 710 mm×1000 mm　1/16　印　张 | 9.5　字　数 | 110 千字
版　　次 | 2023 年 1 月第 1 版　印　次 | 2023 年 1 月第 1 次印刷
成品尺寸 | 170 mm×230 mm
定　　价 | 45.00 元

本书献给——

所有一起走在这条道路上的人们，

曾教导过我的老师们，

已成为家人、朋友、同事和练习者的老师们，

以及存在于我内心的老师们。

| 推荐序1 |

本书是瑜伽练习者的良伴

Space Yoga（空中瑜伽）创办人　马修

Michelle（米歇尔）的著作，对想更深入了解阴瑜伽和正念基础的练习者来说，是一个持续自我练习的良伴。她真挚又专注的教学方法，反映了她有敞开的初心及对在练习中立足当下的重要性有更深的理解。

我见证了Michelle多年来成长与学习的历程。她在生命的旅程中投身于瑜伽和正念练习，不仅仅是为了教学和转化，也是为了在生命的苦痛中，能够专注于当下，并在深入困难和生命的课题中找到喜乐。

身为一位教学者，她能够启发许多瑜伽练习者，并陪伴他们走上这条练习之路。

| 推荐序2 |

这是一场身与心的深度探索

艺人、瑜伽练习者　凤小岳

Michelle 老师带领的瑜伽练习，跟我以往接触的瑜伽练习不同。以往，我把瑜伽当作一种探索身体的方式，仅止于"身体"；在Michelle 老师的教学过程中，我们花很多时间探讨"心"的面貌，以及我们的欲望和情感应如何与身体联结互动。

做瑜伽时，我偶尔会感到，即便身体已经完成一个难度很大的姿势，心里的安稳和平静也丝毫不受影响。会有那么一个片刻，内心是完全快乐和平静的。我想，这就是瑜伽的魔力吧！让人仿佛身处没有恐惧的地方，这也是我向往的感觉。接下来，我会在生活中应用Michelle老师所教授的正念智慧，换个方式和自己相处。感谢Michelle老师的指引，帮助我在这条路上持续前进。

| 推荐序3 |

阴瑜伽，让我感受到生命能量的流动

阿斯汤加瑜伽二级认证教学者 · Ann Huang（黄安）

....

在一次培训时，Michelle 老师开启我走上阴瑜伽练习的旅程。当时我感到："这位内心如此柔软、美丽的老师，其特质正是我的内心所欠缺的。"

古代先贤认为，宇宙万物由阴阳能量组成。通过瑜伽练习，我们学习正念。从小到大的教育，总是教导我们向外追求，因而，我们逐渐失去了感受内心的能力，甚至将心念塑造出来的形象，当作事实加以接受。

通过阴瑜伽练习，我们身体止，心念止；我们在定、静中，感受生命能量的流动，学习接受与安心于当下；在生活中行、住、坐、卧时，我们也可以不断地进行反思，从而更珍惜且善待我们所拥有的。

当我以观察者的姿态看着每一次练习时，每次我都能感受到体内生命能量由内延展出，成为外在肌肉的强韧特性，内心一股不变的喜悦与爱也油然而生。

| 推荐序4 |

遇见最真实的自己

台湾女子冲浪选手　Jessie Hong（洪洁）

因为Michelle，我开始真正接触瑜伽，也体会到这是一个重新认识自己及生命的开端。近三年来，我成立了家庭，然后怀胎生育，没日没夜地照顾孩子，同时还肩负两家餐厅的经营；时光继续向前，我的内心却有了一层迷惑——这对头脑向来清晰的我来说，是不可思议的事。

最近，我结束了在苏梅岛由 Michelle老师带领的阴瑜伽及静瑜伽僻静营活动。通过练习，我放慢呼吸，再通过将呼吸带入体位法，感知身体、感知存在。困住的心灵，在练习中逐渐释放。无法预知每次的练习会遇见什么。每次在闭上眼再睁开眼的瞬间，我对自己又多了一些认识，也更勇于面对痛楚。我未必能改变生命中的人、事、物或苦痛，但我能真切地了解并接受它们，一切都是共存的，同时感受并感激自己存在着。

谢谢Michelle 这样的良师益友出现在我的生命中，每次瑜伽练习，我看着她，如同看着自己。

| 自序 |
踏上瑜伽之路

....

　　我踏上瑜伽之路完全是上天的安排。十多年前，我的生命发生了骤变，这个骤变致使我对这个世界的认知与建构瞬间崩解，似乎来到了人生看不到任何光的地方，身心状态也跌落到谷底。那时的我，必须依赖抗忧郁和助安眠的药物，才能勉强让日子过下去。

　　在这个时候，我的一位好朋友Elaine（伊莱恩）热情地邀请我去参加瑜伽课程（感谢伊莱恩）。在接触瑜伽前，我并不热衷于任何运动，总觉得自己交了钱后，去几次就会兴味索然。但因为她真的太热情，并鼓励我，盛情难却，我们便一同去参观了教室，之后，我就像所有初学者一样，满怀希望和带着一股冲劲地下定决心：要好好练习瑜伽。

　　一开始，我的身体非常僵硬，即便是基础的瑜伽动作，练习起来也非常困难。每次练习后的大休息时，泪水总会从眼角像泉水一般溢出，那时的我不太确定那是悲伤、感动，还是什么情绪，但是在我的内心，可以感觉到随着每次练习，开始有"光"一丝丝地照进心里。

　　慢慢地，我开始有规律地练习，一周练习六天。于此期间，我也开始改变饮食和生活作息习惯，并进行一年一次的身体排毒。虽然这些都是有益身心的改变，但我的家人，还有瑜伽圈之外的朋友，一度担心我是不是太过于热爱瑜伽运动，有点像加入了什么奇怪的宗教组织。

　　虽然一开始，由于他们的不理解，我感到有些孤单，但我知道，那都是出自爱和关心。在我的内心，隐约有股既坚定又温柔的力量，引领着我往前走，即便那时前方的道路好像大雾弥漫一般地朦胧。

　　即便有规律地练习两三年后，对我而言静坐仍然是非常困难的一件事。那时的我，选择有挑战性的体位法，它比静坐三十分钟容易多了。因为每次一坐下来，脑子里纷乱的思绪就像龙卷风一般，搅得我不堪重负。好像不静坐时，头脑反而感到没这么忙乱和难耐。

　　那时很幸运，有位长辈推荐并资助我去伦敦上莎拉·鲍尔斯（Sarah Powers）老师的阴瑜伽师资培训课程，之后我也成为莎拉老师在台湾课程指定的即席口译和助教。

　　非常感念莎拉老师无私的教导，我在向老师学习、进行口译和担任助教期间获益良多，从教学原理、佛家哲学，到辅助用具调整、口译内容和论文批阅，老师都给予我许多有用的指导和建议。在练习阴瑜伽和生命能量呼吸法之后，身体的经脉慢慢松开，也慢慢建立起练习的专注力，终于能有定力静坐了。

然而，一路走来，我收获最多的是学习到正念和内观的方式。这好像一个万能的生活技能，帮助我在往后的生活中，有能力与各种状况共处。长年的瑜伽、静坐和正念心法练习，也为我的教学和生活带来许多灵感，并且常让我反思自己的生命要以什么样的形式来服务他人。

在踏上瑜伽之路后，随着生命的进程，我从少女变成有两个宝贝女儿的少妇，身心经历了孕产的变化，还有考验，即在家庭和工作之间的"拿捏"与平衡。在这个过程中，我体悟到瑜伽既是种古老的锻炼方法，也是现代生活的工具，正如我的生命能量呼吸法上师Tiwari（提瓦里）所说："如果能够善用这门科学和工具，生活便成为一种流动和创造的艺术。"

| 本书缘起 |
如实观照身心的变化，
让生命从源头处整合与转化

大多数人接触瑜伽，是以体位法为切入点。在完整的练习中，包括课前的梵唱、练习体位法后身体的正位、伴随着一吸一吐的串联律动、汗水随着喘息声落在瑜伽垫上的印记，甚至最后的大休息，都能为身体注入活力，带给练习者一种内在满足。原本一周一次的练习，不知不觉中慢慢增加，朋友的晚餐邀请、同事的欢唱聚会，似乎远不及一堂瑜伽课有魅力。

慢慢地，当瑜伽练习从初始玩票性质的浅尝变成有规律的练习之后，我们在瑜伽垫上精进着体位法。在练习的过程中，可能极力想完成某个体位法，因而产生懊恼、自豪、自我批判或感觉优越等情绪。

有时因为工作、家庭或身体状况而不能练习瑜伽，甚至要短暂休息时，那种失落感难以弥补。于是，瑜伽垫变成阿拉丁的救赎魔毯，生活里的困难或问题，仿佛都能消融在滴滴汗水里，在瑜伽垫上暂时得到某种如升入天堂般的解脱。但当练习结束，卷起瑜伽垫回到日常生活，面对工作、家庭与生活时，我们的内心仍感到无助与彷徨，并有种"回到人间"的感觉。

　　所谓的正念，是如实地、不带批判地觉察身体感受、情绪与思绪的升起和退去，并与之共处。在阴瑜伽练习中，以身体为切入点，每个瑜伽体式动作停留3～5分钟，这也是正念练习。这样阴柔顺服的练习方式，能够创造一个与自己共处的时间和空间来培养专注力，并且帮助平衡信息爆炸带来的影响及高度追求效率的生活节奏。

　　阴瑜伽练习在于创造身体与内心的空间。身体有了空间就感到柔软；内心有了空间，我们就能对自己和他人多一分耐心与慈悲。也因为在动作的停留中，以正念的方式如实地观察身体、情绪、思绪的升起和退去，练习者因此能对自己的身心有更深入的了解与感知，从而能从内在升起洞见力与智慧。

　　如此智性，让生命从源头处整合与转化，我们就能一脚踩在灵性的世界，另一脚踩在千变万化的红尘，如实完整地体验生命中的种种风景。

本书使用方法

  本书教授的慈、悲、喜、舍四大序列体式，是按照由易到难的顺序排列，因此居家练习者或初学者，建议从慈序列开始练习，循序渐进。但如果没有足够的练习时间，建议就挑几个做起来觉得"特别困难"或"特别舒畅"的体式，因为"特别困难"，代表身体相应部位的经络不畅通，需要多放松，而"特别舒畅"的动作，则有助于安定心绪。

  本书亦为笔者"正念阴瑜伽"师资培训指定用书，适用于教学练习。若使用本书来教学的机构或运动中心缺少适当的辅助用具，可以用砖块或多余的瑜伽垫来取代抱枕和毯子。

  本书的特点还有：清楚的动作绘图；对于较难体式，提供替代式作为选择；以及图与文安排在和合面，方便读者练习时快速对照。此外，本书也提供许多静心练习法，以及介绍阴瑜伽中许多哲学的智慧，有兴趣的读者亦可针对本书提到的概念，参阅相关的书籍。

目录

第一章　何谓阴瑜伽

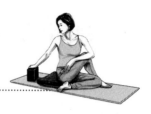

第二章　正念

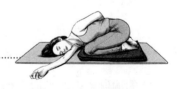

第三章　阴瑜伽中使用的经络理论

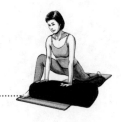

第四章　四大练习序列

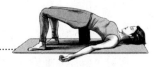

第五章　落实正念生活

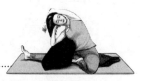

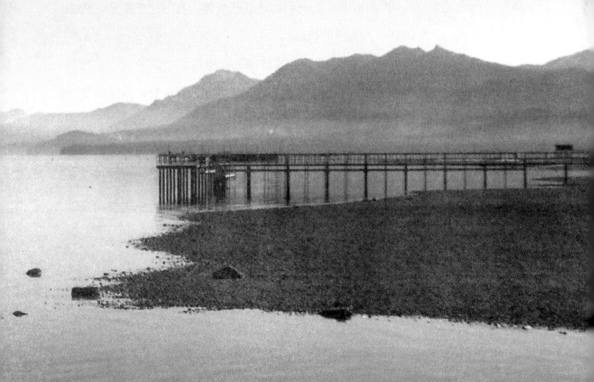

第一章

何谓阴瑜伽

ॐ 浅谈瑜伽

我的生命能量呼吸法（Pranayama）上师Tiwari（提瓦里）曾说："瑜伽是门古老的科学和生活的艺术。"

瑜伽练习，指的是通过运作体位法、调控呼吸、静坐（meditation），进一步投入内在的修行持戒❶和精进，让身心通过这些身体力行的运作整合，得到灵性的成长，甚至达到天人合一的状态。

现代人大部分是为了身体健康而接触瑜伽的，但在印度的各大古老智慧传承系统中，瑜伽其实主要是为了增进"灵性的修持"的；身体健康则是经由阿育吠陀❷的传承，通过草药、食疗、油浴、按摩等方式为身体排毒，并提供合适的生活形态建议，以达到身体康健、长寿的目的。

因此，当现代人想通过瑜伽来获得身体健康时，值得探讨的是：体位法上的进步，一定代表身心的健康吗？而体位法跟静功（呼吸、静坐及内在的修行持戒和精进）的练习比例又该是多少呢？如果真的无法做到静坐，又该如何练习呢？

---

❶ 持戒，指必须遵守的戒律，包括诚实、不杀生、不盗、不淫、不贪等。

❷ 阿育吠陀，又称生命吠陀，意为生命科学，是印度传统两大医学体系之一，共有八个分支。

　　《瑜伽经》中提到，人生的苦来自"无明"❶，而在身心的练习和修持上，如何让瑜伽成为生活上的一盏明灯，去照亮黑暗的无明，是练习者心灵疗愈和转化的途径。

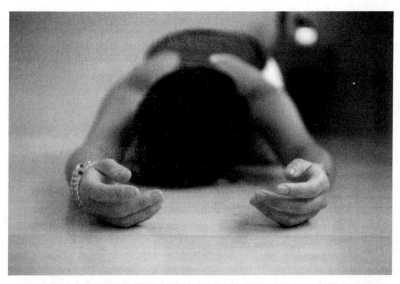

　　想通过瑜伽练习来获得身体健康时，值得探讨的是：体位法上的进步，一定能代表身心的健康吗？

---

❶ 无明（Avidya），指的是无知或错误的认知，如期望生命是可以掌控或不变的。

ॐ 什么是阴瑜伽？

阴瑜伽（Yin Yoga）是以中国经络理论为基础，结合印度瑜伽体式而发展出来的一系列瑜伽体式，通过特定姿势来刺激体内"气"的流动，以活络身体能量。

相较于串联❶（Vinyasa）的体式变化，阴瑜伽是静态的停留。这种"阴"的属性是相对于"阳"的概念而言的，所以称为阴瑜伽。

阴瑜伽练习，采取被动的方式，每个姿势停留3～5分钟，初学者可酌量减少至1～3分钟。但若要达到影响和柔软结缔组织❷并刺激"气"的流动，则至少需要3分钟的停留。

阴瑜伽适合用来平衡忙碌的生活节奏，或与其他运动和瑜伽练习一并搭配，同时也可作为静坐的前导练习。对大部分尚未有静坐经验的瑜伽练习者或一般人来说，一下子进入长时间的静坐练习，很容易会因经脉不通而导致身体部位疼痛。

---

❶ 串联，意指在体式之间，用特定动作组合（如平板式，上、下犬式）来完成体式间的过渡，使练习更为顺畅。

❷ 结缔组织，为脊椎动物的基本组织之一，由细胞和细胞外间质组成，如韧带、肌腱与筋膜等。

在阴瑜伽练习中，由于每个动作体式只停留3～5分钟，相较于一般的静坐，停留时间较为短暂；并且在阴瑜伽动作转换时，能给予身体舒展的机会，然后才进入下个动作体式停留。1小时的阴瑜伽练习仅有7～10个动作体式，比起维持单一的1小时盘腿静坐，从身体和心智接受上来说都容易许多。

通过阴瑜伽练习和正念练习，体内的经脉也会越来越通畅，专注力也较易集中，因而可培养出更扎实的练习基础和身体条件，如此一来便可尝试较长时间的静心或静坐练习。

ॐ 阴瑜伽的缘起

　　现今较静态的瑜伽，如阴瑜伽、静瑜伽❶，都广受印度艾式瑜伽❷的影响。艾式瑜伽的体式特色是，较长时间停留，以达到影响身体状况或疗愈的目的。

　　在身体练习的其他领域，如中国道家功法、体操和舞蹈界也常用这种长久的停留来训练身体的自律，甚至作为长久静坐的前导练习。

　　阴瑜伽在美国初面世时，并无融入佛家内观或正念的智慧，只是比一般瑜伽体式停留的时间更久，以及加入阴阳气脉的理论。在当时，作为瑜伽学派之一，阴瑜伽是受到许多争议的，因为许多练习者在长久没有辅助工具支持的停留过程中受伤。

　　本书的内容着重于正念、佛家智慧与阴瑜伽动作体式的结合。体式的序列动作和辅助工具应用，在练习安全上极为重要。除了动作体式外，最重要的是正念的内在练习。为此，本书在后面的四个序列动作中，都有内在练习的引导语。

---

　　❶ 静瑜伽（Restorative Yoga），是经由艾式瑜伽发展出的静态瑜伽，其特色是使用大量辅助工具作为支持，使身心完全放松，每个体式停留8~20分钟。

　　❷ 艾式瑜伽（Iyengar Yoga，又译为艾扬格瑜伽），创始人为B.K.S.Iyengar。此学派所使用的辅助工具包括板凳、砖块、木棍、绳子、椅子、沙袋等，学员依个人身体条件在瑜伽动作中深化、适当地放松身体，减低体能上的消耗，并使呼吸道畅通，加速身体修复能力。

● 阴瑜伽中的佛法智慧

阴瑜伽一开始并没有融入正念练习，而是后来才加入佛法的观念。本书将正念与阴瑜伽相结合，目的是将3~5分钟的练习，变成一种正念静心的方式，但又不是像静坐或禅坐那样正襟危坐。在短短几分钟的练习中，可以同时通过动作提升静心的质量。因此，阴瑜伽其实并不是只有佛教徒才能做，而是可被任何人拿来当作生活上修心的工具或方法。对佛法有兴趣的读者，建议参考一行禅师的《佛陀之心》一书。

● 阴瑜伽与道家及经络的关系

阴阳是中国自古以来"相对二元的哲学理论"的概念，该理论源于对万物和自然的观察。比如，当太阳照向一座山，照不到阳光的阴暗处就是阴，阳光照及的一面就是阳，故阴阳表示了其相对亮度。同样的概念还有天与地、男与女、冷与热、高与低等。根据这个逻辑理论，古人发现万物都存在着二元性。该套逻辑被发展成多种思想体系，并且被广泛地运用在中医、风水（堪舆）、《易经》、八卦等领域。

阴瑜伽的体式设计中，针对身体经络的部分，亦运用到此一概念。更详细的说明，请见本书第三章。

阴瑜伽的代表人物

....

保罗·葛瑞里（Paul Grilley）

保罗是现今广为人知的瑜伽解剖学老师和阴瑜伽的开山始祖。他从1979年开始，同时学习瑜伽和解剖学。在练习八支瑜伽（ashtanga，又译阿斯汤加）和热瑜伽（Bikram）一段时间后，他在电视上看到道家功法师保罗·辛（Paul Zink）的访问镜头，发现保罗·辛拥有惊人的柔软度，所以拜其为师学习道家功法。

1990年，保罗·葛瑞里向日籍本山博士（Dr. Hiroshi Motoyama）学习脉轮和经脉。尔后，他从中将所学的解剖学、道家功法和经脉理论融会贯通，形成了阴瑜伽的主轴。

莎拉·鲍尔思（Sarah Powers）

莎拉·鲍尔思于1987年开始教授瑜伽。她是内观瑜伽（Insight Yoga）的创始人，也是《内观瑜伽》一书的作者。她将瑜伽、佛教、道教及超个人心理学的所有见解与做法整合为一，成为启迪心灵的途径。她的瑜伽练习融合活化经络和器官组织的阴瑜伽，以及受串联瑜伽、阿斯汤加瑜伽、艾氏瑜伽和气功影响，并以顺位为基础的阳瑜伽。她认为，活化身体层、能量层与学习如何面对内心同等重要，因为这会帮助每个人做好准备，提升对自我本质（觉知的自然状态）的洞见。

资料来源：Space Yoga（瑜伽空间）

ॐ 为什么要练习正念阴瑜伽？

....

● 阴瑜伽适合瑜伽初学者、修行者，以及生活压力大的现代人

相较于其他类型的瑜伽，阴瑜伽的主要特色在于停留的时间较久，每个体式停留3～5分钟。这个停留的时间段，对于初学者或想深入学习正念的人而言，都是理想的时间范围。（有关"正念"的介绍，请看本书第二章）。

因为瑜伽是以身体为切入点，而阴瑜伽的体式，刚好给予身体相应的动作，成为练习正念、呼吸平稳和透视内心的平台，也因为停留时间充分，因此不必忙乱于体式的快速转换和平衡。练习者能够在3～5分钟内平稳呼吸，并以正念的方式观察身体、情绪和思绪的变化，进而能通透地看到事物的本质（当然，这需要时间和持续练习）。

对于瑜伽或正念的初学者而言，这样的练习能帮助自己将纷乱的心绪安定下来，仿佛在忙碌的生活中按下暂停键，给予身心一个能安稳、放慢并温柔善待的园地。当身心以如此温和、慈爱的方式被自己照料时，疗愈与转化才有可能发生。

已有正念练习或佛学基础的练习者，以这样的方式练习，也能够通过对身心变化的觉察而变得细致敏锐，从内心深处体验到身体上的不适感和情绪上的低落（苦）感，知晓没有一样感受或思绪是恒常的（无常），身心与人、我、事物，以及所有生命间是互依互存的（无我），进而知晓生命的意义和超

脱之道（涅槃）。

● 阴瑜伽较阳瑜伽温和

阴瑜伽练习相较于阳刚、流动的瑜伽练习，停留的时间相对较久，也较为缓慢，再加上有辅助工具（瑜伽枕、毛毯与瑜伽砖）的辅助，因而能温和且有效地练习。

有时在阳刚、流动的瑜伽练习——特别是人多的大众课上，如果口令速度较快，或者练习者用较为急切的心态去练习，呼吸就会变得急促且跟不上身体的动作，以致产生练习中好像在赶路般的急促感。

当产生呼吸急促感时，专注力就无法集中，身体也无法放慢下来去进行细微的感受与觉知，反而变成用意志力努力让身体勉强去做瑜伽体式。阳刚的练习常被称为"律动中静心"（moving meditation）的练习，但在能够有"律动中静心"的练习质量之前，一定的专注力和身体觉知度（如同任何技能一样）是需要时间和有规律的练习慢慢培养与建立的。

在阴瑜伽的体式练习时，身体某些部位会有不怎么舒服的感受，所以除了练习体位法之外，另一个重点也是练习如何与不怎么舒服的身体感受共处，而非平常生活中先让身体舒适而后才能放松的习惯做法。

所谓共处，是指用呼吸觉知陪伴着身体感受的发生，无须认同，也无须推开，只是纯然地觉知着所有身体感受的产生与结束。奇妙的是，某种空间或放松感会从这样的觉知中发生。

● 阴瑜伽是阳刚体位法与静坐的桥梁

Asana这个单词，在梵文中有多重含义，包括瑜伽的体位法或体式，以及静坐的姿势。也就是指练习最终的目的，是疏通身体内的经脉，从而能舒适又安稳地静坐，以准备好身体进入摄心、专注、禅定和三摩地❶的发生。

静坐对大部分初学者来说之所以困难，是因为：就身体方面而言，盘坐时经脉不通顺的地方会产生让人难以忍耐的疼痛而坚持不住；就心智方面而言，在没有受过训练的情况下，心绪会散乱躁动，无法专注于呼吸。并且，躁动的心绪会反过来让身体更为躁动，导致很多人无法持之以恒地静坐。

阴瑜伽每个体式停留3～5分钟，停留期间，平稳保持以正念为主的呼吸与身体觉知。这样的练习既是练习的基础，又在提升自己。因为练习者会有觉知和耐心将专注力一次又一次地带回到呼吸上，并保持平稳。然后每过3～5分钟，更换一个新的动作体式。不论对初学者还是对有经验的练习者来说，相较于要一口气维持固定端坐的姿势静坐1小时，阴瑜伽练习3～5分钟的停留时间，能让练习者更容易入门与上手。

---

❶ 三摩地，指专注于眼前的缘境，进入心不散乱的状态。

练习正念阴瑜伽的观念与要诀

● 加入阳刚练习，达到阴阳调和的效果

阴瑜伽练习不能只是单一性的，此练习方式还需与较阳刚的瑜伽和其他运动一起交替练习。当通过长期的练习，练习者对自己的身体有深入的聆听、了解与判断，就能更精准地拿捏当下练习的深度与强度。在练习时他就会明白：身体是到了当天的临界状态而该停止练习，还是身体条件原本是可以持续练习的，但因内心的恐惧情绪、预设与期望过高而导致呼吸急促，甚至中断——如此一来，身体条件原本各方面都能满足练习要求，却无法进行有效的练习。

在练习中，觉知呼吸，同时用对自己慈爱的心来练习并感受着身体的反应，因应每个时刻身体的状况选择练习的深度与强度，而不将身体当作想达成某种目标和样子的工具。练习者的"心"因此和"身体"的关系从严苛的主仆关系，变成平等友善的合作关系。

身心在这样友善又慈爱的合作关系中，因为没有执着于一定做到某种体位法的期待，而能够带着幽默感和好奇心，在每个尝试体位法的呼吸中一一探索未知的境地。瑜伽或运动练习因此变成一趟美丽的探险旅程，而非军事操练般僵化。

● 不求一蹴而就，必须如拼图般一点一点累积身心觉知

阴瑜伽练习者在每个停留的体式里，觉知着呼吸，陪伴并聆听与觉察着身体最有感受的部位，没有介入，没有评判，也没有企图改变，只是纯然如实的陪伴。

通过这样的练习方式，练习者会在每次觉察不同的身体部位时有深刻的了解，这样的了解会带来"洞见"。

随着练习时间增加，练习者慢慢地会对自身的各个身体部位有细致的了解，每次就像拿了一小块拼图，虽然只是一小块形状不规则的拼图，上面的颜色与图案，一时也许看不出位于整体中的哪个部分，但累积多块后，就能够将各块拼图间的形状、图像和颜色联结起来，变成一幅完整的风景图。

一开始，练习者可能只觉察到肌肉紧绷或酸痛，但慢慢地，通过持续有规律的练习，他也许就能觉察到各个身体部位的面积、质地、空间，乃至对其所藏匿的情绪和感受。

随着练习时间和经验的累积，慢慢地，练习者对身体和情绪的觉知能从片段和零碎的理解建构成较为整体的觉知。

● 理解"概念"与"经验"的落差，不强求一步到位

身体、情绪和思绪，这三者中最为具体的存在是身体，因为可以看得到，也摸得到，如身体的形状、肌理、触感、温度，等等。情绪则为次等具

体的存在，大多数时候，我们能从一个人的体态或面部表情看出一些端倪，有时候也许不那么明显，但仍能观察到一些细微之处。而思绪则是这三者中最不具体，也最难观察的。瑜伽练习是以身体为切入点，练习者从最具体的存在开始感受和体会，当慢慢接触较不具体的情绪和思绪时，因为能允许身体、情绪和思绪如实产生，也就对自己的身心有了进一层较为客观的觉察与了解。

　　在瑜伽练习时，有时我们难免对身体有既定的期望和想法，如身体的哪些部位在体位法中应该练得更深、更开、更柔软或更强健。这些期望和想法都是"概念"。

　　在练习时，通过呼吸觉知和感受，练习者对自己的身心有更深一层客观的觉察与了解，这是"真实发生的经验"。

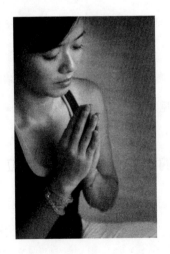

练习瑜伽时，应将重点放在身心的觉察，而非体式的完美呈现。

"概念"与"经验"的差别，就好像你与朋友在咖啡店里，朋友明明坐在你面前，你不是通过聊天、对话的交流方式去感受和认识他（经验），而是坐在他面前低头看着脸书上他的动态发文（概念），试着通过那些图像或文字来认识他。

在瑜伽练习中，与其硬将身体缩进或塞到一个体式的样子里（概念），不如用觉知支配着身体并顺应着呼吸，在每个体式中感受身心（经验），当即便能触及人人原有的智慧。

通过正念觉察身体、情绪和思绪原本的样子，这样的练习，能够触及我们原有的智慧。当我们日复一日地通过觉知"看着"身心每天的变化，就能体悟到持续变化，即无常的生命本质——没有任何身体状态、情绪或思绪是恒常的。但也因正念觉知能深入无常的本质而触及永恒。

● 身与心共修，创造身心平等的关系

练习者的身体和心的关系，从严苛的主仆关系，变成了平等友善的合作关系，在瑜伽垫上和当下的自己超越期望和想象，如实地相遇。从呼吸的觉知观照中，理解身体的现状和受限性，在体位法的动作中，响应对身心的觉察和理解。

身和心成为平等友善的合作关系，会帮助练习者培育出针对自己身心的慈与悲。这样的练习让内心变得既柔软、友善，又充满慈爱。进一步的体位

法练习，就像金庸小说里的绝世武功；富有理解与慈悲的正念，就同心法练习一样重要。徒有绝世武功而没有内修心法，是极危险的。

● 正确的呼吸方式极为重要

阴瑜伽练习时的呼吸，与其他瑜伽强调的腹式呼吸或胸式呼吸不同。做腹式呼吸时，可以清楚地看到肚脐周围腹部的起伏，犹如气球在充气与泄气间往复。胸式呼吸则强调胸腔与肺部在呼吸时的扩张和收缩。

阴瑜伽练习则强调自然呼吸，也就是横膈膜四周的躯体，从锁骨到躯干部位的起伏，吸气时微微扩张，吐气时微微收缩；不过分、刻意地呼吸，而是在适当的范围内慢慢吸气、吐气，并将意念和专注力都倾注在呼吸上，以此形成良好的呼吸质量，同时将心念带到这一刻，进而慢慢发展出觉知。这就是练习的重点。

ॐ 问与答

....

问 适合练习阴瑜伽的人有哪些?

答 　寻求情绪放松或心灵平静者，容易焦虑、紧张、失眠者，已固定进行阳瑜伽练习者，学习静坐禅修者，瑜伽初学者（但需要更多的瑜伽辅助工具，如瑜伽砖或瑜伽抱枕）。

问 什么时间适合练习阴瑜伽?

答 　觉得忙到没有时间的时候最合适。因为通常这样的时候，身心已经像陀螺一样疯狂打转，好长时间停不下来。即便只练习几个阴瑜伽体式，每个体式依练习的方法停留3～5分钟，并且保持正念的心，也能帮助因过于忙碌而失序纷扰的焦躁身心平稳、和缓下来。

问 若想同时练习阳瑜伽和阴瑜伽，怎样分配时间和顺序为佳?

答 　先阴再阳或先阳再阴，两者皆可，依个人身心状况，以及对应季节的不同来做选择。

对于难以静坐的练习者，先练习阳瑜伽较能专注，身体经脉也会因此变得较通畅和活络，之后再练习阴瑜伽较能静得下来。

若是先练习阴瑜伽，之后在阳瑜伽练习中，便能感受到身体筋膜的细微不同，就某种程度而言，这种身体上的感受会较细致深入，练习时心态能安稳而不急躁。

问 练习阴瑜伽需要热身吗？

答 练习阴瑜伽，肌肉应放松或仅保留最少的肌肉力量，所以不需要热身，但瑜伽辅助工具的应用很重要。

问 阴瑜伽不强调体位法，表明动作正确与否不重要吗？

答 动作正确和辅助工具正确的应用能避免不必要的损伤。相较于一般阳瑜伽练习停留的5个呼吸，阴瑜伽3～5分钟的停留时间是很长的，想让练习既安全又受益，正确的动作更为重要。

问 阴瑜伽有使结缔组织变得柔软的功能，请问使结缔组织变得柔软有何益处？

答 　结缔组织包含了肌腱、韧带、软骨、筋膜。国外许多研究显示，筋膜交界处和许多中医的经络走向吻合，大大小小的人体经络好像河道般，交织出身体的能量体。

　　若经络是河道，那么"气"就是流动的河水。经络（包含关节处）畅通，便能使"气"的流动更平稳顺畅。结缔组织变得柔软能促进"气"的流动，对人体长远的健康有极大的影响。

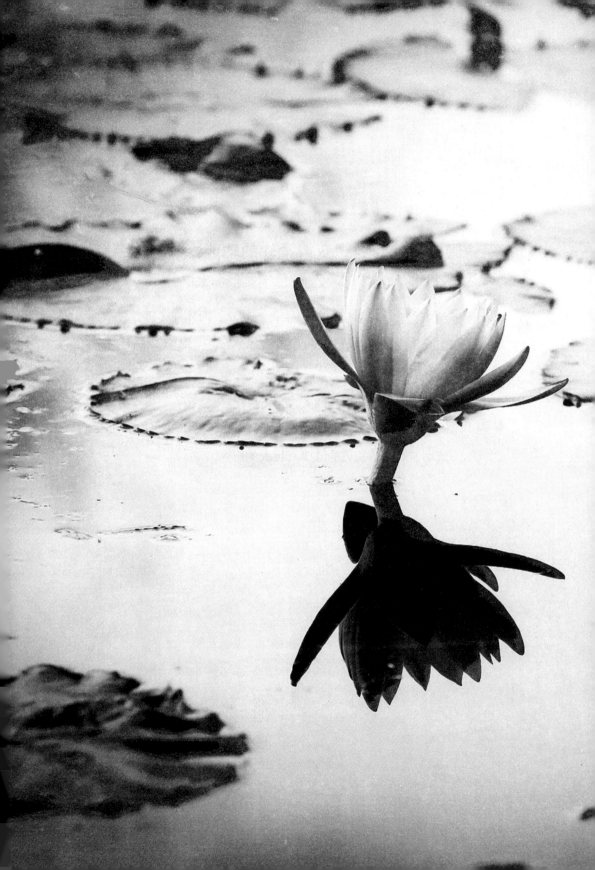

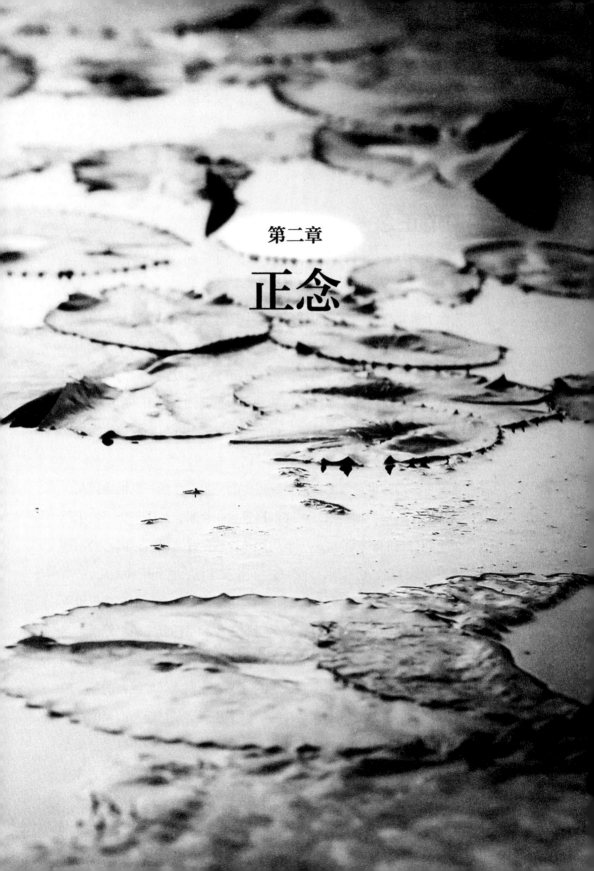

第二章

正念

ॐ 何谓正念

正念来源于佛家智慧，其中的"念"为中文音译，在印度巴利语中称作"sati"，梵文则称作"smriti"（忆起，记得）。正念的主要意思就是，记得回到当下。最能帮助回到当下方式的，就是觉知到呼吸的发生。因为呼吸是无时无刻不在进行的"现在进行时"，所以回到呼吸就是回到当下。所谓回到呼吸，即吸气的时候"知道"或"看见"自己正在吸气，吐气的时候"知道"或"看见"自己正在吐气。

这是第一步，同时也是最困难但至关重要的一步。生活一旦忙碌起来，心念往往会被发生的事情拖着跑，一件事接着另一件事，忙于工作、忙于照顾他人、忙于朝自己的目标前进……当生活被这些忙碌填满时，内心的困顿感和空虚感便慢慢浮现，相对地，内心的空间也被压缩，直到所剩无几。

更诡异的是，当这些感受升起时，我们的头脑会告诉自己：现在可没有时间去运动或练习瑜伽，因为现在有更重要的工作和目标要完成。然而，当自己觉得根本没有时间或条件练习瑜伽的时候，就是自己最需要练习瑜伽的时候。因为每当这种困顿感和空虚感涌现的时候，我们就好像迷路的孩子般感到困惑、无助、力不从心，而在这样的情形下还能够"忆起"回家的路，或"忆起"在生活中的种种物质生存条件之外我们纯然真实的本性，这就是正念练习的目的。

● 通过正念培养专注力

正念就是通过呼吸，专注于眼前正在发生的事情。

正念的第一步是觉知或"看到"呼吸的发生。吐气的时候知道身体正在吐气，吸气的时候知道身体正在吸气。

一开始练习的时候，我们或许需要放下手边的事务，专心地坐着，或在瑜伽的体式中觉知或"看到"呼吸的发生。经过正念练习，当专注力能够让纷扰的心绪一次又一次"记得"回到呼吸觉察时，专注力就能从练习中培养出来，它就成为"时时刻刻"延续的专注力。

人的大脑总是习惯回顾过去、计划未来，并在过去和未来之间游移，如同反复播放着电影场景，不断进行分析、臆测、想象、盘算和计划。毋庸讳言，大脑的这些功能在日常生活中是必不可缺的。有了这些功能，我们才能按时起床，按时上班，在学习和工作上施展专长、进行合作和创新，也能善尽个人的责任和担当，按时缴水、电账单和房贷。然而，这些惯常考虑也会引来许多不安全感、匮乏感和恐惧感，甚至不必要的担心，以致心绪变得纷繁杂乱，造成身心负担。

大脑就像一个令人赞叹的杰出工具，帮助我们社会化，实现梦想并活出理想的人生。但有时，当我们休息或不需要它工作时，它就是停不下来。于是，我们成了大脑的奴隶，受它控制，就好像乘坐木舟划桨过河，上岸后仍把木桨背在身上爬山一样。

正念练习，帮助我们在不停歇活动的大脑上按下"暂停键"，专注于眼前的人、事、物。也许我们仍然能够忙着做一些事，但做这些事时会因觉知着呼吸而富有觉知的品质。我们能够一边觉知着呼吸的发生，一边做着手头上的事，或说话、走路。而我们学习或聆听的效率，也会因专注力的提升而提升。

● 正念与当下

呼吸是"正在发生"的情形，无论我们走到哪里，呼吸都跟随着，是一个最能够帮助我们安心于当下的媒介。因此，"来到呼吸"即觉知当下。只要能够"忆起"，便能够安心觉知当下。所谓当下，就是事情"正在发生"。

心智和大脑自然运作的方式，是经常回顾已经发生的事，或计划、臆测和幻想着未来。因为这些都是大脑自然的反射动作，所以当心念离开自身

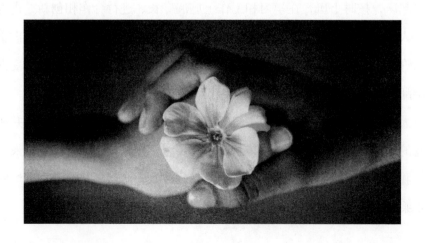

的呼吸，去回想过去和展望未来时，无须用更多强制的念头去对抗心念的离开，只要再次将觉知带回到永远都在发生的呼吸上即可。

心智和大脑离开当下，不断回想过去和展望未来，就好比一个三岁的小孩，无法安心吃饭，老是离开餐桌去玩耍一般。我们必须理解，这是极为正常和自然的举动，所以要用爱心和耐心将孩子引导回餐桌旁，而非把孩子严厉地毒打一顿后再带回餐桌旁。

有时在练习时，我们难免会觉得：为什么自己还会这样分心？为什么练习瑜伽好长一段时间了，静坐时还是坐不住？为什么一点进步都没有？其实，在练习前应先知道与理解，一个三岁小孩想离开餐桌是自然天性，这样就能够用耐心和爱心引导他回到餐桌旁。也就是说，不要认为他能安然地坐在餐桌旁安静地吃完一餐是"理所当然发生的事"。

同样地，在静坐练习中，必须停止指望大脑"应该"安静才是"好的"或"成功的"静坐练习。没有所谓好或坏的静坐练习，静坐只是纯然地给予我们时间和空间，帮助我们停下来"看看"脑子里装了哪些人、事和思绪。通过觉察，我们用呼吸陪伴自己，对自己慢慢理解并与自己和解。

当然，在忙碌的生活中能够"忆起"回到呼吸并非易事，所以它需要练习。本书后面的篇章，提供了可以随时随地练习的方法。这种练习，不需要瑜伽垫或特定的教室，只需要生活中那些看似琐碎的时间片段，是一种在瑜伽和静坐垫上练习以外的相辅相成的练习。这种练习唾手可成，只要能"忆起"，就能觉知到呼吸的发生，也就是来到当下——"现在这一刻"。

● 正念与内观

当我们平稳呼吸，"观看"身体感受、情绪与思绪的发生时，呼吸的觉知就好比站在山上制高点，能够一览山下和远方的所有风景。这些风景就是所有身心灵的状态和组成。所谓的"观看"并不是去"想"，也不是刻意想象某个对象，而是观察到"正在发生的事情"，好像科学家般客观地观察并记录事情的发生与结束。

内观中的静坐不是放空（抛开世俗的一切），也不是不思考，而是稳定在呼吸上，观察身心实际变化。与一般运用理智、逻辑进行观察的不同点在于，这是一种内观的方式，就像有个观察者在观看着一切，与大脑的观察和分析不同。

● 呼吸与觉知的关系

正念练习是觉知到呼吸的发生并如实地"观看"一切，而最明显的发生是身体上的（前一章《练习正念阴瑜伽的观念与要诀》一篇中，已解释过身体、情绪、思绪三者的关系）。所以在有挑战性的事情发生时，练习的方式是觉知到呼吸的发生，进而觉察身体的反应。

情绪是由"一连串的身体感受"组成。在隐忍的时候，双唇会紧闭，牙根会咬紧；在冷战的时候，身体看上去显得僵硬与冷酷，几乎感受不到呼吸；愤怒时，双耳涨热，眼睛瞪大微凸……这些都是最具体的情形，也是

"正在发生"的"身体感受"。

当情绪产生的时候，我们只要记得回到呼吸觉知，然后以那样的觉知容纳（to hold）着一切的发生。这样的正念练习，能帮助我们和正在发生的一切共处。

所谓共处，并不是选择性地接受或喜欢。就如同你与一个不太喜欢的人共处一个房间，你不必把那个人赶离房间，也不必勉强或假装去喜欢他并拥抱他，而只是纯然地知道你与一个自己不太喜欢的人正处在同一个空间里。

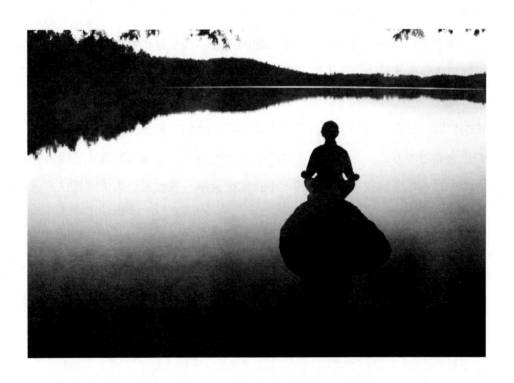

当然，这种不太喜欢的情绪，或许会引起胃部有些收紧、牙齿有点咬紧、手心有些发汗、身体有些颤抖的反应。

所以通过觉察，你能了解这种不太喜欢的情绪是由"一连串身体感受"（胃部收紧、牙齿咬紧和手心发汗等）组成的。而每个人对不同的情绪都会有不同的感受。

借由觉察身体感受，慢慢地就能与不熟悉或不能掌控的情绪共处，假以时日就能认识它们，进而了解它们。因为有机会相处，慢慢地，这些情绪就变得不那么陌生，也不那么让人害怕或讨厌。

教学多年以来，我发现了一个有趣的现象：几乎每年都有练习者不约而同地与我分享，说他们自从练习阴瑜伽后，就不再那么害怕去牙科就诊了。

躺在诊所的看诊椅上，嘴巴必须张大到不舒适的程度，耳边尽是刺耳尖锐的机器转动声，他们紧张得几乎无法呼吸。他们突然想起了在教室里进行的正念练习的方式，于是，就在诊所的看诊椅上以正念练习的方式呼吸着，而非无意识地以自我保护的方式（不自觉握紧拳头或收紧肌肉）来抵抗或感受当时的体验。

虽然从整体上而言称不上是愉悦的体验，但他们体会到，绝大部分紧张感其实来自过去自己的看牙体验和想象。通过觉知呼吸，他们觉察到身体不再因应激而紧收或憋气，反而让恐惧的感觉消解了，让整个看牙就诊的体验变得不如想象中的那么可怕。

ॐ 正念的四个基础——四念处

四念处分别指的是身、受、心、法。

1. 身

身体感受是最实时且具体的。相较于情绪和思绪，身体通常以酸、痛、热、胀、痒、麻作为明显的信号来与我们沟通。我们可摸得到产生这些信号的确切部位，甚至感觉得到这些部位的面积大小。身体有时也以沉重或轻盈、压缩或充满空间的方式来让我们感知它的现状。

2. 受

受，指情绪感受，包含正面和负面，有时因外在事物被挑起，有时因内在的思绪累积而起，也可能由单纯的身体不适造成。学习时，我们应不带评判或介入地观察正面和负面这两个方面的情绪感受，还有这些感受带给我们的苦和烦恼。

3. 心

心，指的是以不评判的方式去观察所有情绪和思绪的变化，包括内心的道白或冲突。这些变化犹如白云苍狗，变幻莫测。任何一个因素的产生或介入都足以让一种情绪转化成另一种情绪，也可能是好长一段时间都陷入某种情绪中不能自拔。

例如，在瑜伽练习时，有些人一开始对某些体式较为不适，便容易在心里产生"我何苦要来这里练习这么难、这么令人不舒服的动作？还不如去逛街购物"等负面想法。然而，到了最后大休息时，那种不舒服的感受，似乎随着呼吸的吐纳慢慢消融了，并且他们的内心还会升起一股感激之情，感谢自己的练习。

情绪是瞬息万变的。通过练习，我们可以清楚地感知这些变化过程，客观地看待自己的思维模式，渐渐地，便可以"看着"这些情绪来来去去而不受影响。借由观察"心"的种种变化，我们就能从深处更了解心智运作的方式和天性，进而避免陷入与心智对立的状态，改以一种饶有兴味或富有幽默感的方式看待一切。

4. 法

观察到身、受和心的发生与万变之后，我们就能在观察的过程中体证宇宙万物是由千万种物质组成的（无我），一切物质皆因四周环境和条件因素而时时刻刻变化，生命的本质在不断持续地改变（无常），万物互依互存，由此体悟到万物的空性与生命的本质。这些体悟让人们从沉睡的生命中苏醒过来。

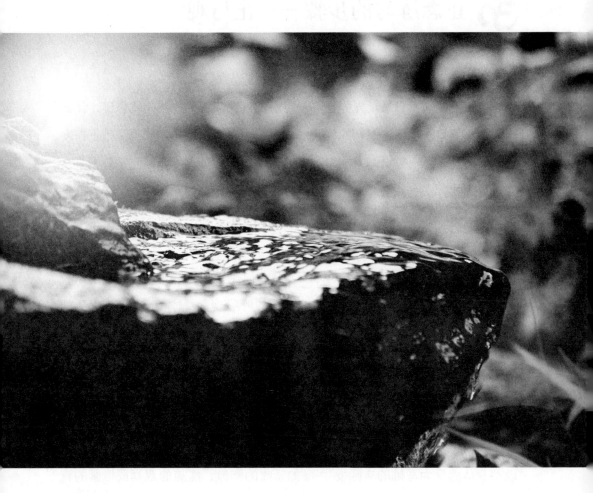

ॐ 正念练习的步骤——止与观

止练习，顾名思义是先停止——暂停，就像按下遥控器的暂停键，让如同脱水机滚筒一样超速旋转的思绪暂停下来。先停下来，才能看清楚正在发生的事情。通过呼吸觉知来观察正在发生的一切，身心才能因此平静下来，并得到休息。经过深度的休息，身心才能得以疗愈。

步骤一　暂停

在阴瑜伽的体式中，在任何地方及任何时刻，我们都可在脑海中想象着按下暂停键，或对自己说"暂停"，然后通过呼吸观察身体和情绪正在发生的一切。

步骤二　注意

允许身体和情绪如实（以原本的样貌）的发生，并且"注意"到这些发生。如果思绪想离开身体感受转而编造故事的话，"记得"将注意力带回到以"身体感受为基础的实际发生"，如紧收的胸口、涨热的双耳或揪紧的胃部。同时，我们要注意到自己对身体感受的喜欢或不喜欢。如果产生自我评判，也请注意或"看见"自我评判。

步骤三 允许共处

与上一步"注意"到的一切共处，包括身体的、情绪的，喜欢与不喜欢的，或任何强烈的情绪。可以想象与这些发生共处一室，无须勉强地接受或喜欢，而是允许所有的发生能在呼吸觉知的状态中共处。

步骤四 深观

以觉知呼吸为基础，深切地觉察所有身体、情绪、思绪、好恶的变化。纯然深切的觉察会引领我们触及内在的智慧，当智慧被触及时，洞见将随之升起。

ॐ 珍爱自己的四服金石良药——四无量心

四无量心练习能帮助我们的心变得柔软，对治[1]人与人关系中的种种烦恼与问题，进而影响生活中各个方面的关系，如家庭、情感、工作、人际，乃至与世界的关系。

练习的对象可以从自己开始，然后是自己喜欢或深爱的人，再就是自己感觉比较中性、无明显好恶的对象，最后才是不喜欢的人，甚至是怨敌。

一般来说，人都是爱自己的，因此以自己作为柔软、善心的对象较为容易。但也可以从自己挚爱的对象开始练习，最后再回到自己身上。总之，原则就是从自己觉得较容易的对象开始着手练习。

1. 慈

最基础的慈，是一种无所求的友善之意，好比一个不因什么缘由而发出的微笑。慈的质量有很多种，如母亲对孩子的温柔、祖母对孙儿的慈祥和蔼、朋友之间的关爱、互助与厚道，或初见陌生人相互之间的亲切与友善等。

深化慈心练习，必须来自对自己的友善与温柔。若对自己极为严苛，自

---

[1] 对治，佛教用语，意为以道断除（烦恼等）。

我批判强烈，外在的亲切与友善就可能只是流于世俗表面的礼节。大多数生长于较严苛或教条式成长环境的人，在练习这个部分时，会比较困难。这是因为孩童时代的自己，在某个阶段被过分严苛地要求或对待，冻结了柔软的心。

我们可以从自身开始，观想●孩童时代的自己，然后像对待自己所生的孩子一般，温柔友善地拥抱着那个孩子，给他需要的爱。

慈心的培养和练习范围可从自身开始，延伸到我们所爱的人，然后延伸到所有不认识的人，最后是我们不喜欢、怨恨，或视为敌人的人。

慈心的培养和练习，可以用静坐或观想的方式，也可以在日常生活中乘坐交通工具的零碎时间里进行。

用零碎时间来练习是很好的，因为现在的人生活太过忙碌，所以一想到要抽出时间做15～20分钟的练习，一开始难免会觉得困难，因而容易放弃。利用零碎时间进行练习，能让初学者觉得比较轻松，而已经有练习基础的练习者，则可将正念融入日常生活中。

2. 悲

悲心即同理心，它能够转化烦恼。如同英文所说的"让自己站在别人的

　● 观想，佛家修行之法，即观自身及自身之物，想种种不净之处，以消除贪欲、淫欲等妄念。

鞋子里"（put yourself in other's shoes），同理心意指将自己置身于他人的境地来进行思考，而非以一种"我高你低""我优你劣"的态度，带着自我优越感地给予同情。

同情心有种"虽然对方很可怜，我很同情他，但这种事绝不会发生在我的身上"的意味。而同理心是除了设身处地，去思考对方的情况外，还深刻理解如果自己遇到的各种情况与实际情况不同，对方的处境可能就是自己要经历的处境。

例如，走在街上，偶尔我们会看到兜售物品的残疾人，或衣衫褴褛的乞讨者，向他们买东西或捐赠时，若是觉得："这些人的境况离我太遥远了，这些情形不可能发生在我身上。"这便是用一种施舍的态度对待别人。而真正的悲心，应是深刻地理解："今天若是自己出身于不同的家庭，有不同的际遇，这些情形发生在自己身上也是不无可能的。"因此油然产生同理心，进而更能关心各种与自己不同的人。

悲心练习也包括深切地关注、倾听与陪伴。不急着安慰，不急着叫对方"不要哭"，而是以安静的方式感知对方所经历的一切。

3. 喜

喜是因心念知足而对当下深感满足，是安详的喜悦，而这种喜悦也是为每一个人而感到喜悦的。喜同时也是打从心底里真心地为他人感到喜乐，就像母亲第一次看到孩子走路时的感动和喜悦，或真心地为他人的巨大成功或幸福而感到喜悦。

　　喜练习，是对治妒忌心的良药。我们不能因他人的成功或幸福而真心感到喜乐，是因为我们的内心感到恐慌，或对他人的现状感到妒忌，并且担忧自己无法成为他人的样子。在生活中，如果感到妒忌，或担心自己不够好时，可以观想自己经历着对方的巨大成功或幸福，然后深观每个人都值得拥有生命中的巨大成功与幸福。当这么观想的时候，内心的慌乱、妒忌就会像一个哭啼不停的小婴儿被安抚至安心地睡着一样。

4. 舍

　　舍的意思是无分别心，深切理解所有生命都是平等的。以人的本性，我们可以清楚地看到好恶和分别心。舍，即尽量带着觉知，平等地对待周围的人。

　　当然，我们对自己喜欢或爱的人总是有偏好，但至少通过练习，可以让分别心的落差不至于那么大。

　　在练习中，如果察觉到好恶心或分别心非常强烈、明显，我们也要带着觉知察看这样的分别与好恶从何生起。要体悟这些，我们需要从实际具体情况做起，在自己力所能及的范围内，养成捐助物资或善款的习惯，或者投身于任何人道志愿者形式的活动。

　　当我们愿意花时间和精力替不认识的人付出的时候，表明我们不是以自我为中心地把时间和精力专注于如何让自己更成功或更富有上。通过这样的善行，帮助我们从内心去体会舍的真正含义。因为光看字面上"无分别心"这四个字，真的太抽象了。通过身体力行后才能从内心进行实证和体会。

虽然以上我们用"慈""悲""喜""舍"这四个部分来阐述，但四无量心的练习其实是无法切割开来的。当我们对陌生人练习慈心友善时，在无所求的笑容产生的那一刹那，我们必然同时体会到喜（因为友善之意所带来的喜悦）和舍（一切平等）。

例如，当我们以悲心面对正在经历着情伤的朋友，用真心深切地倾听与陪伴时，我们同时也练习着慈心（友善耐心地陪伴）、悲心（设身处地体会他人）和舍（也想起只要是人都会经历的情伤）。

当我们因发现自己的妒忌心而修炼喜心为他人庆喜时，在记起要修炼喜心的同时，对自己内心的恐慌也就起了慈心与悲心，我们也就会记得要像照顾自己的孩子一般，温柔地安抚烦恼心，也就想起自己与对方都值得拥有生命中的巨大成功与幸福——这便是舍的平等心，人人都值得拥有。

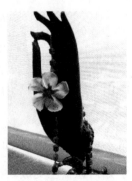

慈、悲、喜、舍，必须通过身体力行才能切实体会。

ॐ 问与答

问 正念和正面思考有关系吗？在瑜伽中，如何看待正面与负面？

答　正面思考是由外而内的控制方式，不论眼前的状况如何，大脑都运用知识和逻辑对自己进行近乎强迫性的"洗脑"和进行信心灌输。

有时候，这样的做法在生活的某些方面确实管用，但大多数时候，过度的正面思考会让人陷入思考与逻辑分析当中，从而让自己与真实的身心感受脱离。

正念不同于正面思考，正念是通过呼吸来觉察身心与情绪的产生，但不介入这些情绪的产生，只是纯然地允许与大脑保持一个"友善客观"的距离去察知。所以，正念囊括所有正面和负面的一切，无所不包，无所不容。但奇妙的是，当我们用正念深入一件事时，真正的正向力量会由内而外自然而然地产生，这就是来自内在的智慧与洞见。

问 老师提到了疗愈和转化的概念，如果我的心情常常维持在正面的状态，身体也没有很大的病痛，请问还需要疗愈吗？还有，所谓的转化，是要转化什么呢？

答   如果心情真的常常维持在正面的状态，身体也没有很大的病痛，请先感谢神或上天的恩典与福佑吧！

至于是否还需要疗愈，你内心的智慧会在对的时间让你知道。生命的本质就是持续的变化（无常），人生中唯一不变的就是一切人、事、物时时刻刻都在改变中，我们永远无法预知下一刻会发生什么。

通过瑜伽或任何身心的修持，疗愈的通常是我们最不熟知或根本不知道的自己，因为这往往是我们最不喜欢和最害怕看到的。疗愈的过程有点像疗愈一个伤口。我们受伤了，如果我们不去治疗它，也不采用妥善的方法照顾它，伤口就会发炎积脓，乃至感染身体的其他系统。如果我们治疗它，将伤口切开去脓、消毒、包扎，持续换药，悉心照料，就能让粉红色的新组织和皮肤长出来，也让整个身体系统强健。疗愈本身的过程就是转化。

问 正念静心与冥想有何异同之处？

答　　正念静心是通过呼吸来觉察身体的律动，以及情绪和心念的产生，但不介入这个过程，只是纯然地允许。所谓的不介入，并非冷眼旁观，而是与大脑保持一个"友善客观"的距离。

　　冥想则是通过意念传送或可视化的方式进行，比如观想某人，对他表示感谢或宽谅的心意，或者想象有白色的光从头顶注入身体各部位，运用意念传送或可视化的想象，清理并整合身心的震动频率。所以正念静心与冥想的立足点虽不相同，但也常被运用在同一个练习的不同阶段当中。

　　大部分来上课的练习者，对静坐或冥想的期待是达到平静或放空的境界。但事实上，平静无法通过期待和努力静坐而达成，就像睡觉一样。睡觉的发生来自身体通过躺下自然放松，然后从心识进入深层休息的结果。如果一直努力让自己睡着，反而会失眠。

　　正念静心与冥想也一样，不论方法为何，都不是用意志力可以达成的。所谓的静坐练习，就是坐下来运用这些静心或冥想的技巧来"看看"我们的头脑里装了些什么东西。如果真的到了宁静、祥和和天人合一的状态，那么就像天空中出现彩虹一样，只能在当下享受，却无法重塑或预期下一次的彩虹在何时何地出现。

问 除了练习正念阴瑜伽，或利用日常生活零碎时间做内心练习，还听过很多类似冥想、回溯等各种疗愈方式。怎么知道哪种疗愈方式最适合自己？

答   在你接触各种疗愈方式后，你的心会告诉你哪种方式最适合自己。每个阶段也许需要的方式不同，但如果疗愈在体内发生了，那是种很细微的共鸣，宁静又不勉强，即便在疗愈过程中也可能经历艰辛与痛苦。

问 老师在"四念处"中"法"部分提到，当我们体验到无我、无常，便能"从沉睡的生命中苏醒"过来。这部分好抽象，难道我们平常都不是清醒地活在世界上吗？为何要苏醒？

答   从古至今，世上所有的人一开始并不知道有一天自己会死亡，直到生命里有些事情发生，如看到小动物死亡，或经历亲友的死亡这些令人难以接受的事实出现在我们眼前。

人在没有任何身心的影响或修心之前，大部分人总是认为死亡是很久以后的事情，要等老了再来想，或者假装死亡这件事不会发生。所以我们害怕死亡，甚至当亲人的死亡接近时，陪伴在亲人身旁对大部分人来说是极度困难的。所以，在所有葬礼的哀悼仪式中，我们所流下的眼泪，一部分是为对方，一部分则是为自己而流。因为眼前的事实预示着我们也会有这么一天来临。

　　"从沉睡的生命中苏醒"指的是，我们不将生命视为理所当然，一味用人定胜天的想法奋力地去追求外在的财富、名声和地位，却将自己这个生命在此生真正要经历的人生意义、目的、服务和梦想放在一边。

　　生命的奥妙之处在于，当你去聆听自己内在的智慧而走上道途，在道途上表现卓越之时，你的生命因此被赋予了意义与灵性，外在的财富、名声和地位是伴随而来的附属品。

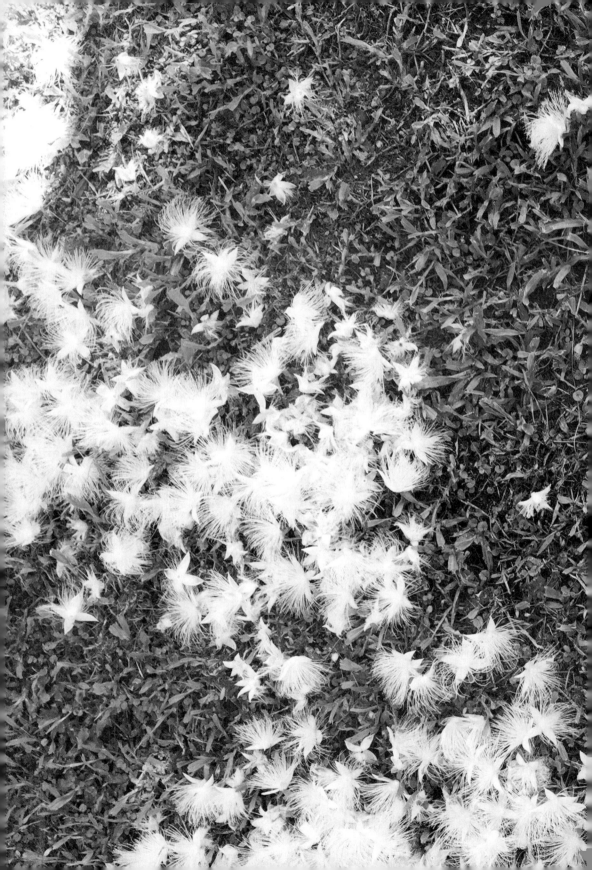

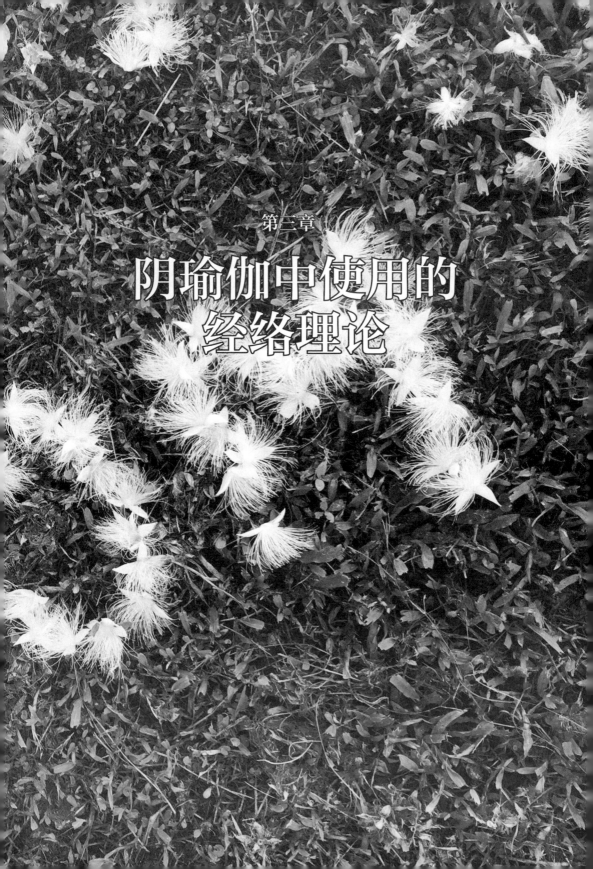

第三章

阴瑜伽中使用的
经络理论

ॐ 阴阳理论

前文提到，古人发现万物都存在着二元性，认为万物的个体都是整个自然的一部分，彼此相生相息；阴阳相互对立，又能相互转化，相互依存。阴阳理论也是道家思想和修炼的轴心，在老子的《道德经》中常被提及。其实，早在《黄帝内经》问世和春秋时期，就已有典籍提及阴阳理论。

阴阳并非物质概念，而是一种逻辑理论，被发展成多种思想体系，并且成为中国传统文化的一个组成部分，如中医、哲学、风水堪舆等。

阴阳是相对而非绝对的概念。人体的身体、脏器、组织，乃至生理活动的功能，都可相对划分为阴、阳两类，下一节提到的"十二经脉"也是依此概念划分的，例如：

· 人体背为阳，腹为阴；

· 手为阳，足为阴；

· 外缘为阳，内缘为阴；

· 肚脐以上为阳，肚脐以下为阴；

· 动为阳，静为阴；

· 气、力与精神为阳，血、体液与温度为阴。

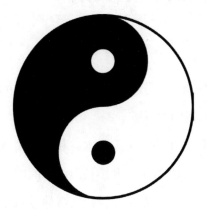

阴阳为相对概念，非绝对概念

　　了解经络，便能知晓并了解每个阴瑜伽体式之所以那样设计的原因，若要疏通特定经络，亦可选择最适合的瑜伽体式进行练习。

ॐ 五脏六腑的表里关系

当一个生命孕育在母亲的子宫内，胎儿脏器形成的顺序是心、肝、肺、脾、肾，也就是五脏六腑中的五脏。

五脏属阴器官，其主要功能为运化水谷和储藏精气。五脏在母体内形成后，六腑随之形成，然后由内而外继续长出人体的四肢和百骸（到成人时，共206块骨头），然后长成一个完整的胎儿生命体。六腑属阳器官，其腑器形状多为管状或袋状，功能主要为消化与排泄。

六腑包含胆、小肠、三焦、胃、大肠、膀胱，与五脏互为表里。

六腑中，只有三焦没有具体对应的脏器，三焦是中医特有的概念，在西医解剖系统并没有类似的功能或器官。它是皮下和肌间纹理的"水道"，遍布在人体的胸腔和腹腔，主要负责运行气血和人体精微物质，包括血液和津液（如胃液、汗液、唾液、鼻涕、泪液、肠液、尿液、关节腔液、胸腹腔液、心包液及脑脊液）。

所谓三焦，指上焦、中焦和下焦：

- 上焦位于横隔膜以上的心肺区块，主要功能为将气血和津液如雾露般宣发至全身。

- 中焦位于横隔膜以下、肚脐以上的胃脾区块，主要功能为消化（腐熟食物），并运化水谷精微之气。

● 下焦位于肚脐以下，肾、膀胱、大小肠区块，主要功能为排泄浊物。三焦又与心包经互为表里，心脏为人体重要的器官，故认为心脏外有一层膜保护心脏，此膜被称为心包。因此，心包有保护心脏、使心脏机能正常运转的功能。

脏腑互为表里指的是，脏器官属内，为阴；腑器官属外，为阳。故脏因具较内在的功能而被称为里，即里面之意，主要功能为运化水谷和储藏精气；腑因具较外在的功能而被称为表，即表面的意思，其主要功能为消化与排泄。

表3-1 脏腑的表里关系

脏（里）	腑（表）
肝	胆
心	小肠
脾	胃
肺	大肠
肾	膀胱

ॐ 十二经脉与五脏五行

● 十二经脉

以上所述的五脏（阴器官）六腑（阳器官）加上心包经，形成所谓的十二经脉，是人体运通气血的主要通道。

五脏六腑，一阴一阳，互为表里，各个脏腑器官彼此相辅相成，相互配合。其互为表里配对成五组：肾、膀胱，肝、胆，脾、胃，心、小肠，肺、大肠。

十二经脉的路线图就好似人体中的河道，让气血能够运化并在全身输送。如果河道阻塞了，中医通过针灸穴道来疏通河道，以带动血液在经脉内流动。许多穴道和筋膜按摩也有类似的作用。

有许多研究显示，筋膜交会之处与中医的经脉有许多共通甚至吻合之处。在阴瑜伽中，则是运用地板瑜伽体式，经长时间（3～5分钟）停留来影响经脉，疏通气血和筋膜。

十二经脉名称以阴阳的概念命名。人体背为阳、腹为阴，手为阳、足为阴，外缘为阳、内缘为阴。

以此概念，其命名依据经脉分布于人体的位置。命名当中，阴又分为三种，即太阴、厥阴、少阴；阳又分为三种，即太阳、少阳、阳明。中医称它们三阴三阳或六经。

表3-2 手、足十二经脉

手	阴（手内侧）	太阴（前）	肺经
		厥阴（中）	心包经
		少阴（后）	心经
	阳（手外侧）	阳明（前）	大肠经
		少阳（中）	三焦经
		太阳（后）	小肠经
足	阴（足内侧）	太阴（前）	脾经
		厥阴（中）	肝经
		少阴（后）	肾经
	阳（足外侧）	阳明（前）	胃经
		少阳（中）	胆经
		太阳（后）	膀胱经

● 五脏五行

五行，英文称作five elements（五元素）。同样的术语，在中国及中医上，五行均指的是金、木、水、火、土这五个元素。而古希腊、古埃及和古印度所指的五行，则是地、水、风、火、空。

《黄帝内经》中，将五脏按五行做分类，五行是相生相克的关系，金生水、水生木、木生火、火生土、土生金，只要其中某一关系出问题，对应的器官就会生病，因此，可通过五色食物来保养。

古人以五行（金、木、水、火、土）之间的生、克关系来阐释事物之间的相互联系，认为任何事物都不是孤立、静止的，而是在不断相生、相克的运动之中维持着平衡。

五脏有各自负责的人体生理系统，对应着五行、味觉、时辰、季节、情绪与适合的作息方式。

明代医学家张景岳说："春应肝而养生，夏应心而养长，长夏应脾而变化，秋应肺而养收，冬应肾而养藏。"接下来的篇章中对此会有详尽的解说。瑜伽练习者可在生活与练习中，观察自己身体状况，通过中医诊断了解体质来应用这些养生知识，并因应季节来选择不同的阳瑜伽或阴瑜伽练习。

十二经脉的运行时辰

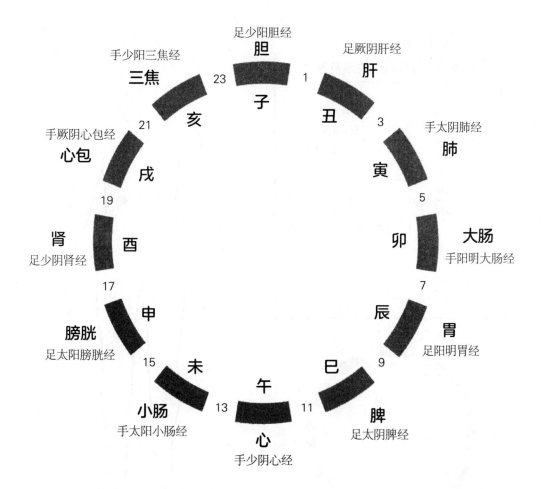

ॐ 五脏经脉详述

....

● 肾经概论

表3-3　肾经对应关系及养生

对应季节	冬天
对应五行及颜色	水元素/黑色
对应生理系统	循环系统 （泌尿、新陈代谢）
对应器官	耳朵
对应五味	咸味
对应情绪	恐惧
养生食物	黑色食物：黑豆、黑枣、黑芝麻、黑木耳、海带、蓝莓、核桃等
养生穴点	涌泉穴
养肾方法	藏

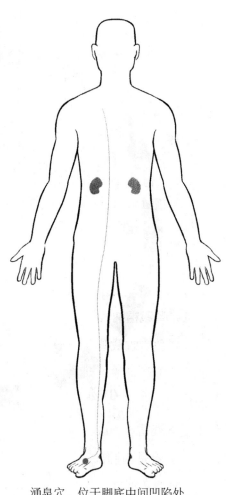

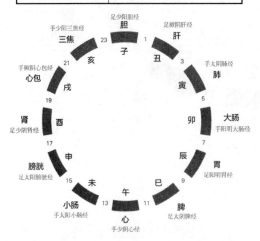

涌泉穴，位于脚底中间凹陷处，在脚掌的前三分之一

● 生理功能

在此提到的肾，并非单指肾脏这个器官，而是广义上涵盖了肾经脉行经路线当中相关的脏器和组织，还有医学中提到的生殖、泌尿、遗传、骨骼、骨髓、脑髓、内分泌、腺体（如肾上腺和生长激素）等系统或器官。

● 经络说明

"肾为先天之本"

肾掌管了人体的生长发育，在中医理论中，精是能够让生命生长的精微物质，借着肾气及精的作用，人就具有怀孕和生育的能力。精也是生殖和繁衍后代的基础，决定着胎儿遗传自父母的先天物质。随着年龄增长，当肾精慢慢减退的时候，就是人体自然衰老的时候。

"肾藏精纳气"

肾负责收藏精气，肾脏宿主为真阴及元阳。真阴为人体阴精之聚集，元阳为生命活动的原动力。肾与膀胱互为表里。肾的气化功能会将清的部分与浊的部分分开，通过"蒸腾"气化作用，清的部分会化为气，并输送至肺，重复水液循环，最后的浊液会输往膀胱，成为尿液排出体外。人体的呼吸作用表面看是由肺部吸入，实际却是由肾来收纳清气，调节呼吸使其均匀通畅。若肾不纳气，会出现呼吸短促、哮喘或慢性气喘等症状。

　　"肾主骨生髓，其华在发，开窍于耳"

　　肾藏精，精生髓，髓则负责营养及制造骨骼。因此，骨的生长及再生依赖肾精的滋养。中医认为齿亦是骨的一部分，故牙齿疾病有时亦是肾虚的表现之一。从头发的光泽亦可看出肾的健康。《黄帝内经》又提到"脑为髓之海"，所以补肾即补脑。若太过肾虚，就会出现晕眩、耳鸣、脑力衰退及记忆力减退的情况。

　　肾经脉不平衡时会出现多种情形：阴虚、阳虚或阴阳两虚，身体上出现头晕、耳鸣、腰膝酸软、尿频或排尿不畅、牙齿松动、大量掉发、心情烦躁、失眠、水肿、手脚冰冷、月经不调或闭经、不孕等症状。肾经脉不平衡时请专业的中医师把脉诊断，依体质做饮食调理；可通过饮食保养、按摩涌泉穴来调理，同时避免身体与心念过度虚耗劳累；补充水分要适宜，不可过多；保持排便通畅。

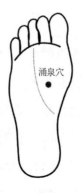

涌泉穴，位于脚底中间凹陷处，在脚掌的前三分之一

● 保健方法

养肾的关键字是"藏"，在心理上，它指的是能够调整、平衡负面情绪，特别是与恐惧相关的情绪，让心念和精神活动不因妄念而过度耗损。

在生理上做到，除了一般的劳动和适量的运动，不过度劳损身体，不熬夜，同时饮食上避免过咸和重口味的食物。

相关的阴瑜伽体式

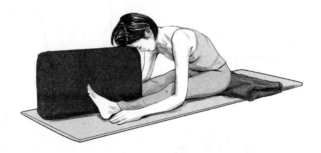

毛毛虫式（详见第105页）

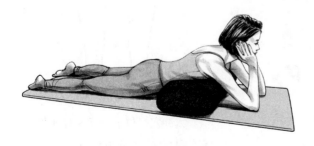

人面狮身式（详见第83页）

● **肝经概论**

表3-4　肝经对应关系及养生

对应季节	春天
对应五行及颜色	木元素/绿色
对应生理系统	消化、排泄系统
对应器官	眼睛
对应五味	酸味
对应情绪	愤怒
养生食物	葡萄、胡萝卜、猪肝、香菇、金针菜、白木耳
养生穴点	太冲穴
养肝方法	疏

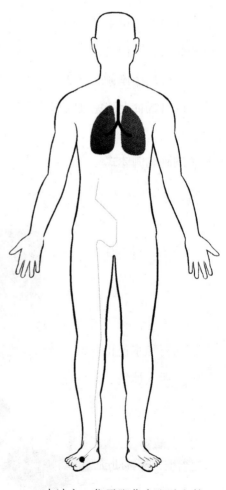

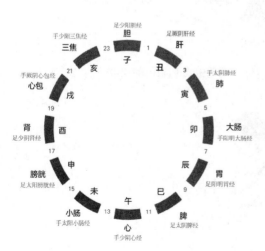

太冲穴，位于脚背大脚趾和第二趾的趾缝间向后上方1寸处

● 生理功能

如同上述的肾，在此提到的肝并非单指肝脏器官，也指广义上的涵盖了肝经行经路线当中的脏器和组织，以及子宫、淋巴、乳房、指甲、血液和体液在体内的输送功能。

肝脏在西医中的功能主要是制造胆汁，胆囊储存胆汁后，帮助胃脾分解消化食物，以及代谢血液中的毒素。我们所吃下的脂肪、胆固醇，以及保健品和药物都依赖肝的分解和代谢功能。若胆汁分泌失常，则会影响肝功能，产生黄疸、消化不良等症状。

● 经络说明

"肝主疏泄和藏血"

中医里，肝脏的角色好像将军，指挥调动气在全身运行，通过这个机制，为三焦水道正常运行提供重要条件。肝最主要的功能是疏泄和藏血：疏通和宣泄人体气、血、津液。肝主疏泄功能，同时也依人体活动参与血量的调节。在活动时，将血液送往全身；在静态休息时，将血液藏于肝脏，如同人体的血库。

中医理论称肝脏为气行则血行。反之，肝经也能收摄血液，防止出血。

"肝主筋，其华在甲，开窍于目"

肝血得到充分供应，能滋润全身经脉和筋膜。眼睛也与肝有密切的关联。肝血足，则肢体行动灵活，指甲呈微粉红并有光泽，坚韧不易断裂，眼睛则炯炯有神。肝血不足，血不养经时，则身体容易抽筋，指甲变薄变软，颜色淡白，视线也变得模糊。

● 保健方法

现代人因为生活转换快速、工作压力大而容易引起情绪亢奋、易怒、烦躁、头痛或胸闷、头晕，这些生理和情绪表征都是肝经失衡的表现。

虽然说愤怒伤肝，但若因不想伤肝而将愤怒压抑下来，则情绪仍然没有得到疏解，变成生闷气、内心郁闷。这即中医所说的"情志不调"，容易造成肝郁而导致气血不通畅（气滞），女性会因此引起经前症候群（PMS），甚至闭经。摆脱肝郁气滞，需心念转变和饮食作息双管齐下调理，心念转变为心情舒畅愉悦，饮食上避免辛辣的食物，做到清淡且均衡。

如上所述，既然肝血在经脉充盈是如此重要，那该如何养肝血呢？养肝血的方法就是，在肝经运行时间（凌晨1～3点）能进入深度熟睡的状态，也就是要做到11点以前就寝，才有可能在凌晨时进入深度睡眠状态。

因为此时，肝脏要增加新鲜血液，同时进行排毒。如果此时没有熟睡而在进行其他活动，则大脑和身体其他部位仍需要血液才能工作，血液则继续分布在身体各处无法回到肝脏藏血、生血及排毒，由此身体便容易感到疲劳倦怠。简言之，心念的改变和有规律的生活作息，与肝的健康息息相关。

相关的阴瑜伽体式

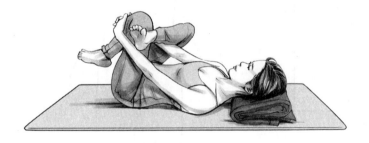

穿针式（详见第85页）

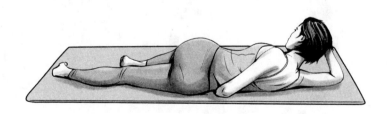

卧佛扭转式（详见第90页）

● 脾经概论

表3-5　脾经对应关系及养生

对应季节	夏天
对应五行及颜色	火元素/红色
对应生理系统	循环系统
对应器官	耳朵
对应五味	咸味
对应情绪	焦虑
养生食物	黄色食物：粳米、糯米、甘薯、薏仁、鲫鱼
养生穴点	血海穴
养脾方法	补

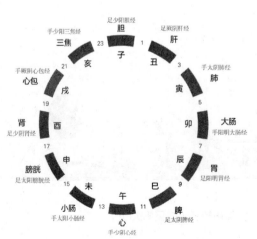

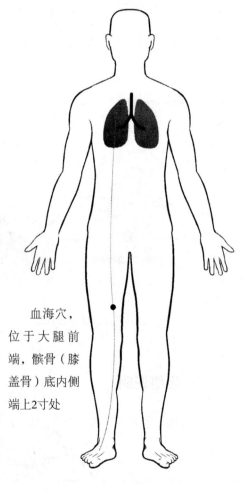

血海穴，位于大腿前端，髌骨（膝盖骨）底内侧端上2寸处

● 生理功能

西医和中医所指的脾脏不大相同。西医所指的脾脏位于盆腔的左上象限，紧贴于横膈膜下方，其构造就是一个相当大且布满血管的淋巴组织，也是免疫细胞的大本营。脾脏内的巨噬细胞能将衰老的红细胞、血小板和退化的白细胞吞噬消灭，还能吞噬血液中的细菌、原虫和异物。脾脏的功能很重要，对机体来讲，能够储存血液，也能造血，并能产生淋巴细胞和单核细胞。

从中医的角度来看，脾是个抽象功能符号，好像数学的代号一样，一般是指广义上的涵盖现代医学的胰脏、肝脏、胃、大小肠这些器官的整体机能，与消化、吸收、转化、传输及凝血功能相关。所谓"脾为后天之本"的意思是，脾胃功能正常与否，会影响后天健康的根基。如果饮食适当且均衡，则全身五脏六腑和经络气血都会跟着旺盛，人体就能少病而长寿。有趣的是，临床观察长寿老人，他们中大多数人的脾胃功能和食欲确实比那些多病的老人好。

● 经络说明

"脾主运化、升清、统血"

所谓运化，指的是运输和转化水谷精微和血液。水谷精微，是化生气血的主要物质来源。脾负责掌管食物的消化、吸收和运送各种被消化后的食物所产生的"水谷精微"到人体各部位，以及吸收、运送和排泄人体内的水液（运化水湿）。

所谓升清，指的是脾气能将饮食的精微、津液上输于肺，通过心肺作用化生气血。这种运化的特点是以上升为主，其主要上输的是精微物质（清），所以称为升清。而胃则主降浊，降浊指胃将消化道内无用的物质往下输送。通过升清与降浊以达到消化系统内的平衡。

所谓统血，指的是脾对血液的固摄作用，是血液运行调节的功能，确保脉道通畅，使血液不溢于脉外，并且通过生血作用，确保血液充盈。如果脾的统血功能失调，就会出现血液溢于脉外，出现各种各样的出血性病理改变，如发生便血、鼻出血、月经血崩等现象。

"脾主肌肉，开窍于口，其华在唇"

脾是气血生化之源。当食欲佳，饮食适当，血气充足时，四肢肌肉和身体就会强健，而且唇色会红润有光泽、弹性好。脾虚或脾湿时，口唇会淡白无光，唇边四周会略为发黑。

● 保健方法

每天我们都要吃三餐，吃下去的食物，变成了我们身体的一部分。英文有句话是："you are what you eat."（人如其食）饮食甚至可以反映一个人的生活健康状况、身心状况和生活环境。

现代人喜好在热天吃冷饮，这容易导致湿气入侵和脾虚，让人变得更容易中暑。脾虚时，因为脾气不足而无法有效散布津液，导致口水外流。如果一个人从小到大睡觉时都会流口水，则可能是脾虚，由脾气不足造成。

　　脾虚时人也会既怕冷又怕热、怕中暑，都是因天气太热，伤津耗气的结果；而怕冷易感冒就是虚不固表，即身体保卫体表的功能不足所致，以致比其他人容易中暑、感冒，抵抗力差。为此，季节转换的时候我们应该有所调理，更应该健脾补气；否则随着年纪增长，会越来越感受到自己的身体因胃脾根基不良而衰弱且容易犯病。

相关的阴瑜伽体式

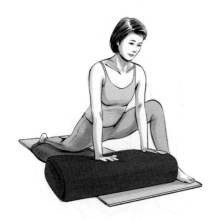

龙式（详见第111页）

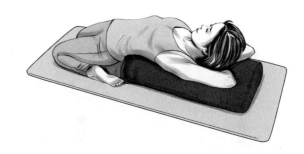

英雄后弯式（详见第104页）

● 心经概论

表3-6　心经对应关系及养生

对应季节	长夏 （公历八九月间）
对应五行及颜色	土元素/黄色
对应生理系统	循环系统、神经系统
对应器官	舌头
对应五味	苦味
对应情绪	焦虑
养生食物	红色食物：红枣、 红豆、枸杞、 红薏仁、红扁豆
养生穴点	神阙穴
养脾方法	养

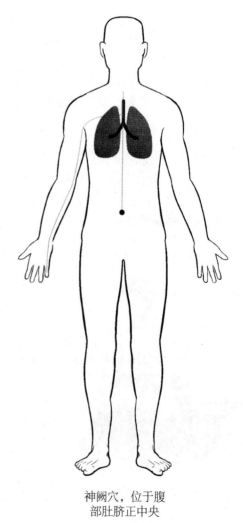

神阙穴，位于腹
部肚脐正中央

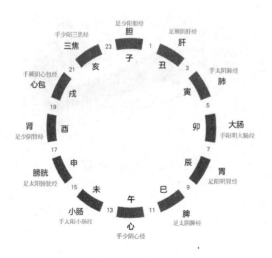

● 生理功能

以西医来说，心脏的生理功能是一个由肌肉构成的中空泵，泵所产生的搏动即脉搏。心脏与血管相连形成一个密闭的系统，将人体的高含氧血液经血管送至全身且循环不息，心脏亦算是循环系统的中枢。

● 经络说明

"心主血脉"

中医所说的"心主血脉"，指的是当心搏动时，血液便会在血管中流动，并流向全身。血脉包含心、血及血管，它们因共同的作用而联系起来，让气血流畅地穿行于脉中。

心气则指心脏搏动的动力。心气充足的时候，心率及心律搏动有规律、正常，脉象和缓且有力，身体能得到充足的血液滋润，面色显得红润有光泽。反之，若心气不足，脉象则细弱无力，血液便不能在脉内维持有效的流动及输送，以致面色苍白没有光泽，舌色淡白，并伴随心悸、心律不齐、胸闷、失眠、烦躁等情况。

"心主神明"

除了中西医在血脉上的共同之处外，中医对心的功能涵盖的范围更广泛，认为心脏像君主般，五脏六腑皆遵从其号令，除了心气可以推动气血外，还负责神志活动。神志活动，指的是人整体外在精神状态的表现，包含精神、意识、思维。其中的思维活动，也是西医所说的中枢神经系统的功能。若心的状态良好，一个人就会神清气爽，神采奕奕，思绪清明且蕴含智慧。

"心开窍于舌，其华在面"

心的生理功能和气血的运行状况，会从面部色泽和舌头显露出来。心气旺盛血脉充盈时，面部红润有光泽；反之，若心气不足，面色就会苍白，也无光泽。舌色淡白时，心气不足且脉象无力；舌尖红时，则可看出心火过旺。

● 保健方法

与心脏相关的现代病，最常听到的就是二尖瓣脱垂和低血压，其症状多发于中青年女性。中医认为，这是心气不足和心脏无力❶的表现，去西医就诊时未必能检查出来。

适度的休息、持续有规律但不过度激烈的30分钟有氧运动能帮助心气充盈和气血充足。此外，常热敷肚脐眼（神阙穴）亦会有助于其保健。

---

❶ 心脏无力不同于心脏衰竭。心脏衰竭是心脏无法有效提供循环血液以供应身体养分及新陈代谢上的需求，属于危急症状。

相关的阴瑜伽体式

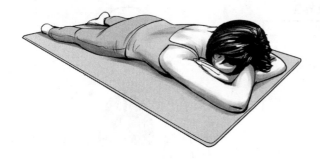

俯卧鳄鱼式（详见第80页）

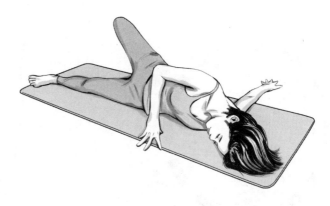

开肩扭转式（详见第106页）

● 肺经概论

表3-7   肺经对应关系及养生

对应季节	秋天
对应五行及颜色	金元素/白色
对应生理系统	呼吸和排泄系统
对应器官	鼻
对应五味	辣味
对应情绪	悲伤
养生食物	白色食物：川贝、水梨、白木耳、白芝麻、百合、蜂蜜等
养生穴点	云门穴
养肺方法	润

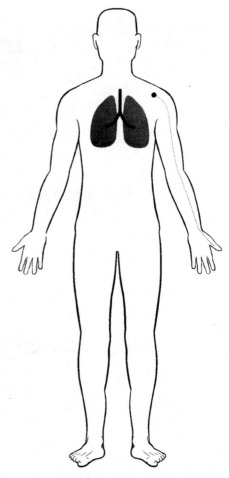

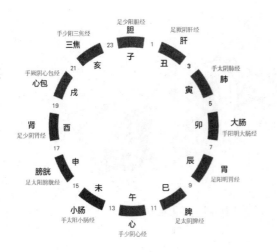

云门穴，手叉腰，锁骨外侧端下方有一凹陷，该处再向下一拇指宽处即云门穴

● 生理功能

西医上，肺最主要的功能是呼吸。呼吸是指机体与外界环境进行氧气和二氧化碳的气体交换过程。

● 经络说明

"肺主气"

中医上，肺为气之本，有两个功能：参与气的生成，调节全身气机的活动以确保气的运行正常。

"肺主宣肃"

所谓宣，指的是"宣发"，通过呼吸，肺能向上升发和向外布散，宣发的作用在于排出浊气，留下清阳之气，并将津液输送到身体各处。宣发可以保护人体的"卫气"。卫气不但能发挥屏障作用，还能帮助调节呼吸以及汗液排出。

所谓"肃"，指的是"肃降"，也就是向下降通和向内输布的意思，与宣发作用同样具有输布精微和津液的作用，但是不同之处在于，肃降是向内、向下布散。

"肺开窍于鼻，其华在毛"

肺通过宣肃作用，将气血和津液输布到皮毛，起滋润营养作用，并调节汗孔开合，调节体温正常和抵抗外邪。肺气充沛，则皮毛得到温养而润泽，汗孔开合正常，体温适度并不受外邪侵袭。

若肺气虚弱，则皮毛失于温养而憔悴枯槁，汗孔失于调节而多汗或少汗，体温失度，外邪易于侵袭。若肺功能失常日久，则面生痘痘，肌肤干燥，面容憔悴而苍白。

● 保健方法

肺在中医上被称为"娇脏"，形容它很娇嫩，怕燥、怕寒、怕便秘，还怕过度忧伤，是个容易受邪的脏器，所以要小心照顾。

不论口、鼻吸入邪气或通过皮肤吸收邪气，都会让肺生病。一般的上呼吸道感染或感冒也都会引起常见的咳嗽症状，但久咳很伤肺。秋天因为干燥，所以更容易引起咳嗽，可食用蜂蜜和白木耳作为饮品或甜品来润肺。

夏天从冷气房出入，因温差大，常常会引起风寒。这时，随身携带一条薄围巾来保护皮肤和颈部，是很好的保健方式。长期且有规律地着意于呼吸吐纳活动也对肺很有帮助，如练习瑜伽和太极或者瑜伽的生命能量呼吸法。

相关的阴瑜伽体式

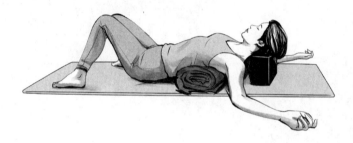

仰躺扩胸式（详见第82页）

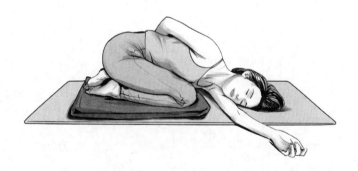

扭转婴儿式（详见第102页）

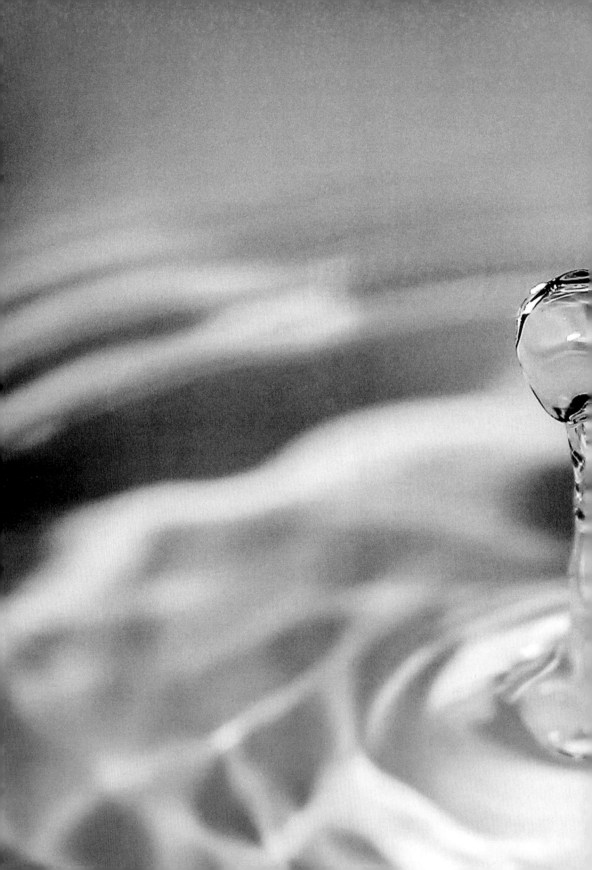

第四章

四大练习序列

ॐ 序列练习重点

● 辅助工具的重要性

若想在家练习阴瑜伽，请准备毛毯和瑜伽枕。如果没有瑜伽枕，请用两到三个较坚实的枕头作为替代；没有毛毯，可用大毛巾替代。

进入体式后，身体会慢慢松开。然而，这个过程犹如将固体的巧克力块融化成液体一样，如果直接将巧克力块硬生生地丢到锅中加热，巧克力块不但融化不了，还会被烧焦。理想的方式是，以隔水加热的方式将巧克力块融化。毛毯、瑜伽枕和瑜伽砖的作用，就好比隔水加热，能够保护身体不受伤，因此对练习来说相当重要。

一般人以为瑜伽练习一定要进行1～1.5小时，但若是居家练习，其实无须拘泥于时间的长短，只要身心觉得需要，便可从序列中选出适合自己身体状况的动作，做一个15～20分钟的自我练习。若没有时间完成整个序列练习也没有关系。重点应放在练习后，留心并观察身心的感受，当自己真正感受到瑜伽练习是在滋养身心的时候，便能够慢慢在忙碌的生活中安排和规划更多的练习时间，养成练习的习惯。

● 过程中感到过于不适，可选择替代动作

练习阴瑜伽时，身体有紧、酸、麻等轻微不适感是正常的，但不能有强烈的刺痛感。练习时应留心观察身体的变化，当身体随着时间变长而变得难耐时，就不要勉强，应从瑜伽体式中走出来，伸展一下，再重新回到动作中。如果刚进入瑜伽体式就变得难耐，就表明那个体式对目前的身体不合适，可以选择较简易的替代体式。

● 利用定时器计时，避免停留过短或过久

建议用定时器定时3～5分钟，如此就不会因停留过久而受伤。如果身体过于疲劳，练习者有可能会在体式停留中睡着，所以定时相对重要。定时的另一个功能，就是鼓励自己耐心地在体式内停留，不会因没耐心而提前离开体式。如此一来练习者可在无形中培养定力，以及培养相对自己身体的耐心和宽容。

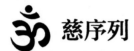 **慈序列**

慈序列综览

体位对应经络：肾、膀胱，心、肺

❶ 俯卧鳄鱼式（Makarasana）

❷ 英雄坐姿式（Virasana）

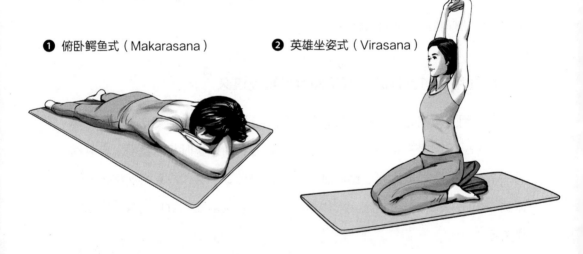

❸ 仰躺扩胸式（Recline chest opening）

❹ 人面狮身式（Sphinx）

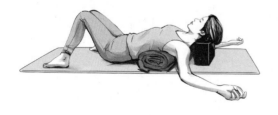

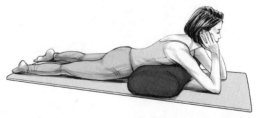

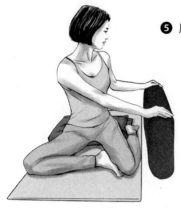

❺ 鹿式扭转式（Deer twist）

❻ 穿针式（Eye-through-the-niddle）

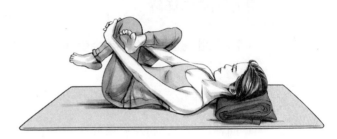

❼ 倒箭静湖式（Supported Viparita-Karani）

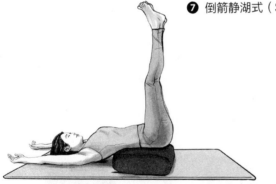

❽ 蝴蝶仰躺式（Recline butterfly）

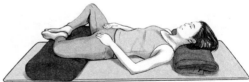

正念练习重点：

① 呼吸：吐气4秒，吸气4秒。

② 专注力：放在肚脐四周，感受呼吸的发生。

慈序列动作详解

（1）俯卧鳄鱼式（Makarasana）

对应经络：心、肺

进入体式步骤：

① 面朝地趴下，将左手掌放在右肩上，右手掌放在左肩上。

② 将双手前手臂交叉，额头点在前手臂上。

③ 将双脚伸直往后放松，双膝着地。

④ 从肋骨到腹股沟都感觉宽阔放松。

停留时间：3~5分钟（初学者可为1.5~3分钟）

正念练习重点：注意力放在肚脐四周，吸气时，腹部微微扩张，吐气时腹部微微收缩。

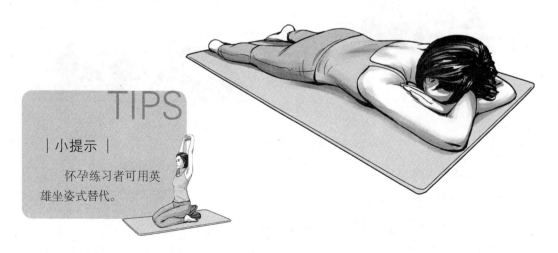

TIPS

│ 小提示 │

　怀孕练习者可用英雄坐姿式替代。

（2）英雄坐姿式（Virasana）

对应经络：胃、脾，心、肺

进入体式步骤：

① 双膝跪垫上，将毛毯放置于臀部即将坐下的位置。

② 双手大拇指将小腿肉往脚跟方向拨顺，臀部坐在毛毯上。

③ 确认膝盖和脚踝无过度压迫及疼痛感，若有的话，将砖块放在毛毯下方后，再坐回毛毯。

④ 双手十指互扣，高举过头，肩膀远离耳朵。

停留时间：3～5分钟（初学者可为1.5～3分钟）

正念练习重点：将意念专注于呼吸上数息❶，吐气4秒，吸气4秒。

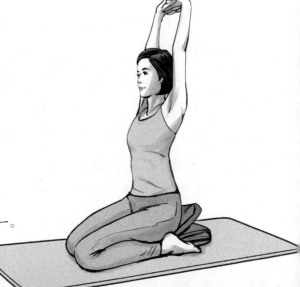

---

❶ 数息，数鼻息的出入，使心恬静专一。

TIPS

| 小提示 |

怀孕七个月以上练习者应避免此动作。

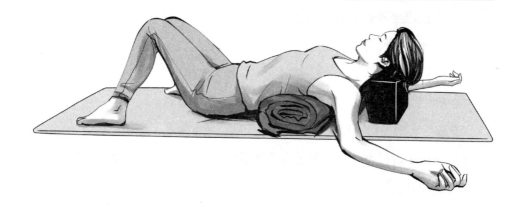

（3）仰躺扩胸式（Recline chest opening）

对应经络：心、肺，肾、膀胱

进入体式步骤：

① 将毛毯对折后卷成圆柱状，将瑜伽砖放旁边待用。

② 坐在瑜伽垫上，把卷好的圆柱状毛毯放在上背部肩胛骨后方，然后躺到圆柱状毛毯上。

③ 将后脑勺放在瑜伽砖上，砖的高度以后脑勺枕上去后，下巴与地面平行为宜。

④ 将两脚掌踩垫上，双膝并拢。

⑤ 如上图保持双膝并拢，然后两脚掌移到瑜伽垫两侧边缘。

停留时间：3~5分钟（初学者可为1.5~3分钟）

正念练习重点：专注体验呼吸时前胸后背的感觉（有哪些地方让自己感到通畅、哪些地方让自己感到闷气）。

（4）人面狮身式（Sphinx）

对应经络：肾、膀胱

进入体式步骤：

① 面朝地趴下，将瑜伽枕横放在肋骨下，肚脐贴枕。

② 将手肘放垫上，双手托着下巴。

③ 下巴微微往前延伸，肩膀放松，远离耳朵。

④ 双膝放松置于垫上，双腿放松不施力。

停留时间：3～5分钟（初学者可为1.5～3分钟）

正念练习重点：专注觉察腰部因体式而产生暂时性压迫感。

TIPS

| 小提示 |

　怀孕练习者应避免此动作。

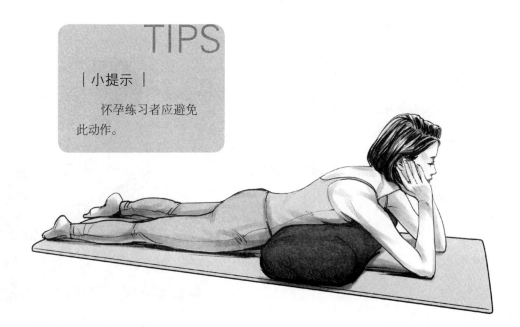

（5）鹿式扭转式（Deer twist）

对应经络：肝、胆

进入体式步骤：

① 坐在折叠好的毛毯上，臀部坐骨左右分开。

② 将右腿弯曲，右脚掌贴着左腿内侧。

③ 然后将左腿弯曲，把左脚掌收到瑜伽垫内。

④ 拿起瑜伽枕托在双手上。

⑤ 吐气后，将上身从肚脐下方往左后方扭转，直到身体自然停止。

⑥ 将瑜伽枕放在地上，双手放松地放在枕上。

⑦ 下巴微收，让两个肩膀尽量保持同一水平高度，颈部两侧延长。

⑧ 上述动作做完后，换另一边身体接着做。

停留时间：3～5 分钟（初学者可为 1.5～3 分钟）

正念练习重点：注意力放在观察身体最有感觉的地方。

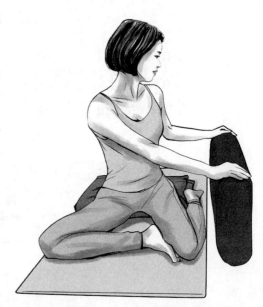

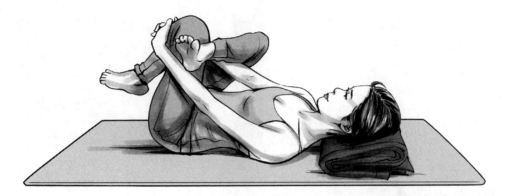

TIPS

| 小提示 |

　　怀孕练习者应避免此动作。

（6）穿针式（Eye-through-the-niddle）

对应经络：肝、胆

进入体式步骤：

①面向天空仰躺在瑜伽垫上，将毛毯垫在头下。

②双脚踩垫上，将右脚踝放到左大腿上。

③右手穿过腿中间的空隙，然后双手抱住左大腿后方或左小腿前方。

④若抱不到腿，可左脚踩垫上，维持右脚踝放在左大腿上。

⑤上述动作做完后，换另一边身体接着做。

停留时间：3～5分钟（初学者可为1.5～3分钟）

正念练习重点：通过呼吸观察髋部外侧的变化。

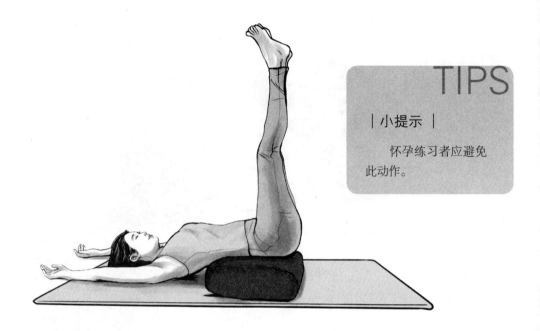

│ 小提示 │

　　怀孕练习者应避免此动作。

（7）倒箭静湖式（Supported Viparita-Karani）

对应经络：肾、膀胱，心、肺

进入体式步骤：

① 面向天空仰躺在瑜伽垫上，将瑜伽枕放旁边待用。

② 弯曲双膝，脚掌踩垫上。

③ 吐气时，将臀部抬离地面，拿起瑜伽枕横放在骶骨下，枕头的高度可依腰部现状调整。

④ 将肩膀往后旋开，胳肢窝前侧展开。

⑤ 将双腿抬起与地面成90度，停留中需要休息时可将腿放下，两三次呼吸后再回到动作。

⑥ 如果抬腿后，出现呼吸困难，可将瑜伽枕换成毛毯。

停留时间：3~5分钟（初学者可为1.5~3分钟）

正念练习重点：感受身体从动作开始到动作结束时内心觉知的细微变化。

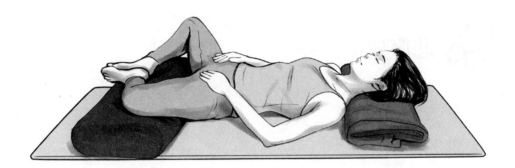

| 小提示 |

怀孕七个月以上练习者应避免此动作。

（8）蝴蝶仰躺式（Recline butterfly）

对应经络：肝、胆，肾、膀胱

进入体式步骤：

① 双脚踩地，面向天空仰躺在瑜伽垫上，将毛毯折好当成枕头，将头部垫高。

② 把瑜伽枕放在大腿下，脚心对脚心，双腿打开。

③ 让大腿外侧触碰到瑜伽枕。

停留时间：3～5分钟（初学者可为1.5～3分钟）

正念练习重点：将呼吸注意力放在骨盆前侧，觉察身体的内在空间。

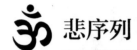 **悲序列**

悲序列综览

体位对应经络：肝、胆，心、肺

❶ 卧佛扭转式（Sleeping Buddha）

❷ 半蜻蜓侧身延展式（Side-dragonfly）

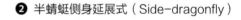

❸ 鸽式（Pigeon）

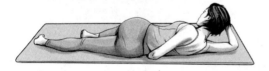

❹ 坐姿扭转式（Sitted-twist）

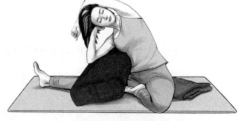

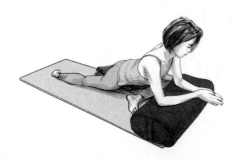

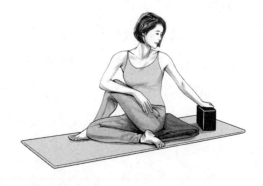

❺ 单脚快乐婴儿式（Single-leg happy baby）

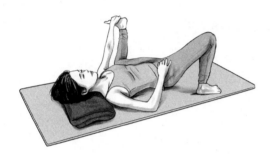

❻ 双鸽式（Double pigeon）

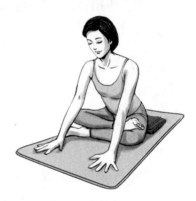

❼ 鹰手鞋带式（Shoelace Eagle-arm）

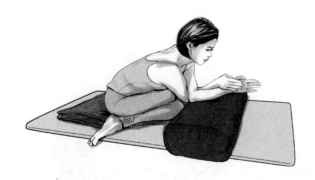

正念练习重点：

① 呼吸：吐气时默念"我正在吐气"，吸气时默念"我正在吸气"。

② 专注力：对于身体最有感觉的部位，通过呼吸观察变化。

悲序列动作详解

（1）卧佛扭转式（Sleeping Buddha）

对应经络：肝、胆，心、肺

进入体式步骤：

① 右身如图侧躺，右手掌托着头。

② 将左腿弯曲，左膝尽量带到与左臀高度相同之处。

③ 吸气时左手臂伸直，吐气时，把左手臂放到背后。

④ 将左手掌放在右腰下方，压住，直到左肩与左胸感觉到呼吸。

⑤ 上述动作做完后，换另一边身体接着做。

停留时间：3~5 分钟（初学者可为1.5~3 分钟）

正念练习重点：感知身体的外在形状，吐气时知道自己正在吐气，吸气时知道自己正在吸气。

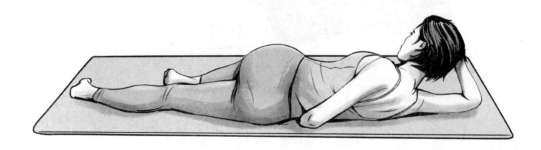

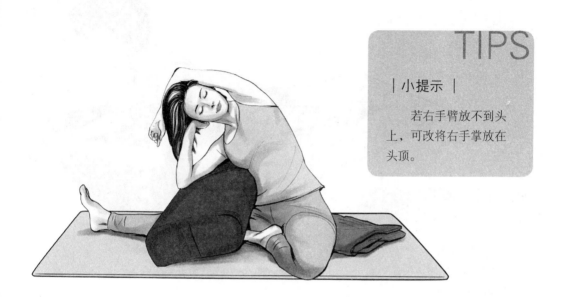

（2）半蜻蜓侧身延展式（Side-dragonfly）

对应经络：肝、胆，肾、膀胱，心、肺

进入体式步骤：

① 坐在折叠好的毛毯上，将臀部坐骨左右分开。

② 将左腿弯曲，右腿伸直，两腿夹角大于90度，小于120度。

③ 拿起瑜伽枕横放在右大腿上（勿放在膝盖上）。

④ 右手托着头，左手手肘弯后，将手臂放在头上。

⑤ 上述动作做完后，换另一边身体接着做。

停留时间：3~5分钟（初学者可为1.5~3分钟）

正念练习重点：找到身体最有感觉的部位，通过呼吸观察变化。

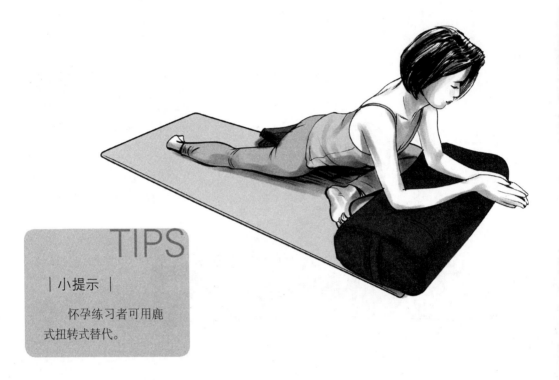

TIPS

| 小提示 |

　　怀孕练习者可用鹿式扭转式替代。

（3）鸽式（Pigeon）

对应经络：肝、胆

进入体式步骤：

① 将左腿弯曲，左膝放在瑜伽垫边缘，左臀坐骨坐在毛毯上。

② 将右腿往后伸直。

③ 将瑜伽枕横放在左小腿前，手肘放在枕上支撑。

④ 若感到动作太强烈，可用两块瑜伽砖放枕下垫高。

⑤ 上述动作做完后，换另一边身体接着做。

停留时间：3～5分钟（初学者可为1.5～3分钟）

正念练习重点：感受身体最有空间的地方和呼吸最受限的地方。

（4）坐姿扭转式（Sitted-twist）

对应经络：肝、胆

进入体式步骤：

① 将右腿弯曲，左脚跨到右大腿外侧。

②吸气的时候，将手臂伸直；吐气时，将身体往左侧扭转，右手抱左大腿。

③ 上述动作做完后，换另一边身体接着做。

停留时间：3 ~ 5 分钟（初学者可为1.5 ~ 3 分钟）

正念练习重点：专注于整个身躯的呼吸空间。

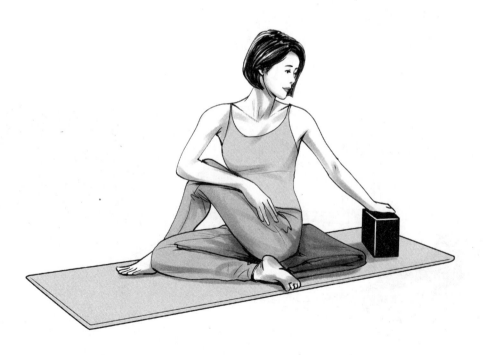

（5）单脚快乐婴儿式（Single-leg happy baby）

对应经络：肝、胆

进入体式步骤：

① 面向天空仰躺在瑜伽垫上，将毛毯垫在头下。

② 如下图将左腿弯曲，右小腿与地面成90度夹角。

③ 伸左手握到左脚掌足弓内侧。

④ 让左膝尽量着垫上，若无法着垫上，可用瑜伽砖或毛毯垫在左腿下方。

⑤ 将右手放松地置于右腹股沟上。

⑥ 上述动作做完后，换另一边身体接着做。

停留时间：3～5分钟（初学者可为1.5～3分钟）

正念练习重点：觉察眉心、人中和嘴唇是否紧张，允许放松。

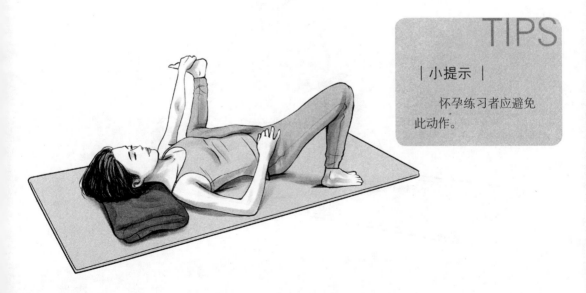

TIPS

| 小提示 |

怀孕练习者应避免此动作。

（6）双鸽式（Double pigeon）

对应经络：肝、胆

进入体式步骤：

① 坐在折好的毛毯上，将臀部左右分开，坐骨距离变宽。

② 如下图将左腿先弯曲，让左小腿与正前方瑜伽垫边缘平行。

③ 将右腿弯曲，将右脚踝放置在左大腿靠近膝盖处（勿直接放在膝关节上）。

④ 让右小腿也与正前方瑜伽垫边缘平行。

⑤ 如果完成上述步骤后，右脚和膝盖离地很高，就用瑜伽砖或折叠的大毛巾放在右腿下支撑。

⑥ 将双手手掌打开，轻推垫面，将臀部坐骨压向毛毯。

⑦ 上述动作做完后，换另一边身体接着做。

停留时间：3~5分钟（初学者可为1.5~3分钟）

正念练习重点：觉察情绪的产生与变化。

TIPS

| 小提示 |

如果髋关节感到动作太强烈，可选择蝴蝶前弯式。

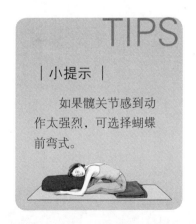

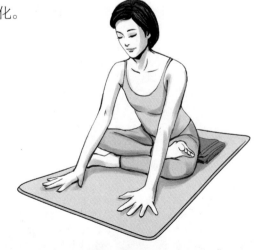

（7）鹰手鞋带式（Shoelace Eagle-arm）

对应经络：肝、胆，心、肺

进入体式步骤：

① 坐在折叠好的毛毯上，臀部坐骨左右分开。

② 将左腿弯曲，左膝放在瑜伽垫中线，左脚跟放在右臀外侧。

③ 将右腿弯曲，把右膝叠放在左膝上，右脚放在左臀外侧。

④ 把瑜伽枕横放在双膝前。

⑤ 双臂张开，左手在上，右手在下，手臂交叉，双手合掌。

⑥ 若不能双手合掌，可以两手臂交叉，手掌抱肩。

⑦ 身体前伏，将手肘放在瑜伽枕上，若枕头高度不够，可用毛毯或两块砖垫高。

⑧ 上述动作做完后，换另一边身体接着做。

停留时间：3~5分钟（初学者可为1.5~3分钟）

正念练习重点：觉察呼吸的长短与深浅。

TIPS

| 小提示 |

　　怀孕练习者应坐直不前伏，以免胎儿因前伏而受到压迫。

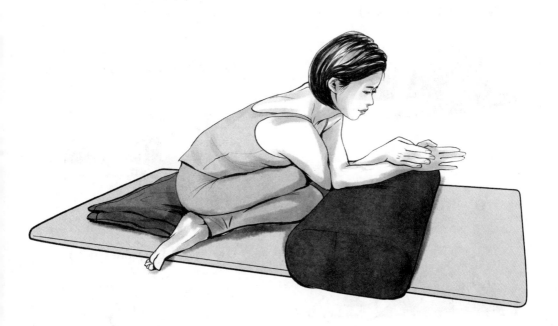

ॐ 喜序列

喜序列综览

体位对应经络：肝、胆，心、肺

❶ 婴儿式（Child's pose）

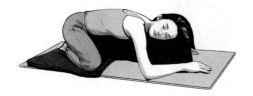

❷ 桥式（Supported-Setu-Bandha）

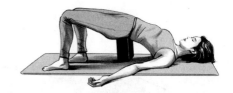

❸ 扭转婴儿式（Twisted-child's pose）

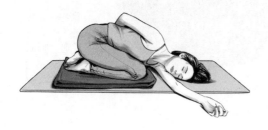

❹ 夸特狗式（Quarter-dog）

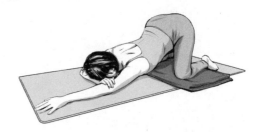

❺ 英雄后弯式（Supta-virasana）

❻ 毛毛虫式（Caterpillar）

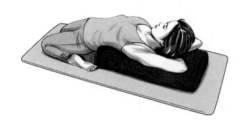

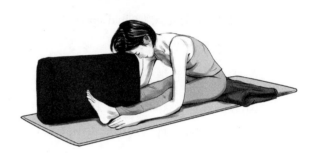

❼ 开肩扭转式（Shoulder-opening twist）

❽ 舒缓桥式（Supported-bridge）

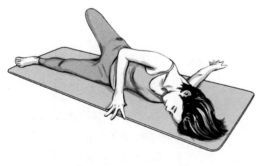

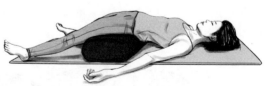

正念练习重点：

（1）呼吸：吐气时默念"我正在吐气"，吸气时默念"我正在吸气"

（2）专注力：通过呼吸，观察身体最有感觉的部位的变化。

喜序列动作详解

（1）婴儿式（Child's pose）

进入体式步骤：

① 将毛毯摊开与瑜伽垫同宽，跪坐在毛毯上。

② 将双膝左右打开，两脚大拇指紧邻。

③ 将瑜伽枕直放于大腿中间，上身趴在枕上。

④ 如果臀部很高坐不到脚跟上，就将两块瑜伽砖垫在瑜伽枕下增高。

停留时间：3~5分钟（初学者可为1.5~3分钟）

正念练习重点：吐气时，"看到"吐气何时发生与结束；吸气时，"看到"吸气何时发生与结束。

TIPS

| 小提示 |

怀孕练习者可以练习此体式，但抱枕时要避开腹部，避免压迫胎儿。

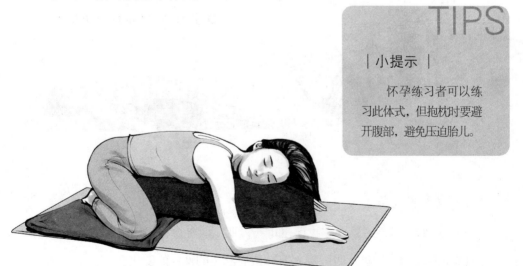

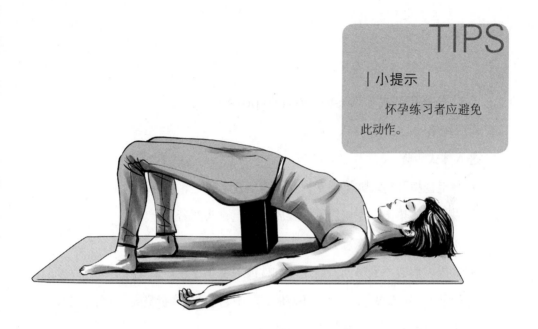

TIPS

| 小提示 |

　　怀孕练习者应避免此动作。

（2）桥式（Supported-Setu-Bandha）

对应经络：肾、膀胱，心、肺

进入体式步骤：

① 面向天空仰躺在瑜伽垫上，将瑜伽砖放旁边待用。

② 双腿弯曲，脚掌踩垫上，脚掌外侧与瑜伽垫边缘平行。

③ 吐气时，将臀部抬离地面，拿起瑜伽砖放在骶骨下，砖的高度可依个人当天腰部现状调整。

④ 将肩膀往后摊开，胳肢窝前侧展开。

停留时间：3～5分钟（初学者可为1.5～3分钟）

正念练习重点："观看"身体里哪些部位能让呼吸自由流动，哪些部位会让呼吸相对受限。

（3）扭转婴儿式（Twisted-child's pose）

对应经络：心、肺，肾、膀胱

进入体式步骤：

① 将毛毯摊开与瑜伽垫同宽，双腿跪坐在毛毯上，打开。

② 右手掌压垫上，左肩靠近左膝放在垫上，头部着垫上。

③ 接着，将右手臂绕过背部放到左背。

④ 如果左肩碰不到垫面，就用瑜伽枕或毛毯垫在左肩下支撑。

⑤ 如果头部可着垫上，但颈部不舒服，就用毛毯或毛巾折叠垫在头部下方。

⑥ 上述动作做完后，换另一边身体接着做。

停留时间：3～5分钟（初学者可为1.5～3分钟）

正念练习重点：在呼吸受限的地方，有意识地去感觉受限的呼吸——像水一样，能够流经身体内微小的缝隙。

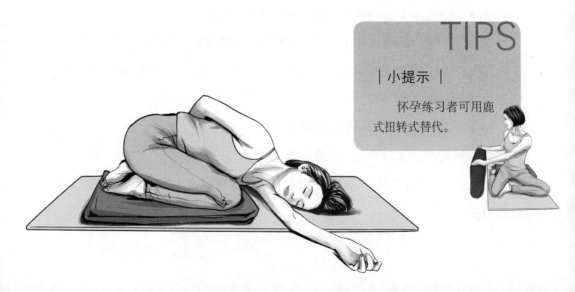

TIPS

｜ 小提示 ｜

怀孕练习者可用鹿式扭转式替代。

（4）夸特狗式（Quarter-dog）

对应经络：心、肺，肾、膀胱

进入体式步骤：

① 将毛毯摊开与瑜伽垫同宽，面朝地趴下，左手臂伸直，右手掌放在左手肘上。

② 将额头点在右前臂上。

③ 将双膝放到臀部正下方，直到下腰部感觉到肌肉紧张。

④ 若腰部感觉肌肉紧张太强烈，就将双膝往前移动，可减缓强烈感。

⑤ 上述动作做完后，换另一边身体接着做。

停留时间：3～5分钟（初学者可为1.5～3分钟）

正念练习重点：觉察到身体肌肉吃紧或紧张的部位（如肩膀和牙齿咬合处），允许放松这些部位。

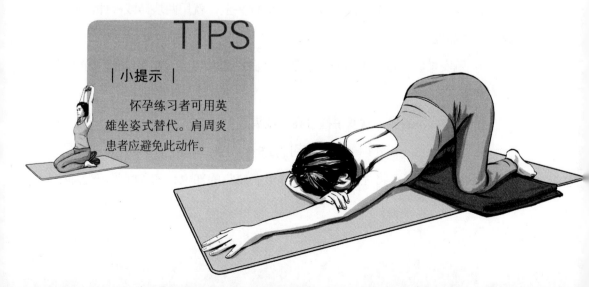

TIPS

| 小提示 |

怀孕练习者可用英雄坐姿式替代。肩周炎患者应避免此动作。

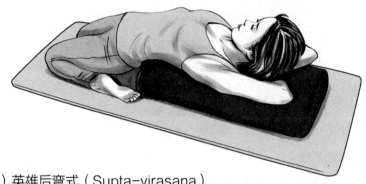

（5）英雄后弯式（Supta-virasana）

对应经络：胃、脾，心、肺

进入体式步骤：

① 让膝盖跪在瑜伽垫上，臀部抬起，将毛毯放在两脚掌中间。

② 用双手大拇指将两边小腿肚的肌肉往脚跟方向拨顺，臀部同时顺势坐在毛毯上，确认双脚后跟在臀部外侧（而非臀部下方，如上图）。若脚背或膝盖疼痛，增加毛毯高度或坐在瑜伽砖上。

③ 坐下后，先将瑜伽枕放在毛毯后方。

④ 双手撑地，上身往后躺在枕头上。

⑤ 若躺下后膝盖会离地，或无法躺到枕头上，就用两块砖或一件毛毯从枕下增加高度。

⑥ 躺安稳后，将右手弯曲，手掌从后面搭到左肩上，左手以相同方式搭到右肩上。

⑦ 若手搭不到肩，就双手抱肘高举过头。

停留时间：3～5分钟（初学者可为1.5～3分钟）

正念练习重点：将注意力放在身体最有感觉的部位，随着呼吸感受那个部位的变化。

（6）毛毛虫式（Caterpillar）

对应经络：肾、膀胱

进入体式步骤：

① 坐在折叠好的毛毯上，将臀部坐骨左右分开。

② 将双腿伸直，可将瑜伽枕放在双腿上或双腿中间。

③ 上身前弯后，将额头点在枕上。

④ 若额头无法点在枕上，可用砖放在枕头下垫高。

⑤ 手臂放松弯曲（勿将手臂前伸直接抱住抱枕）。

停留时间：3～5分钟（初学者可为1.5～3分钟）

正念练习重点：将呼吸、专注力放在从脚底沿着整个臀腿后方到背部（膀胱经）的感受变化上。

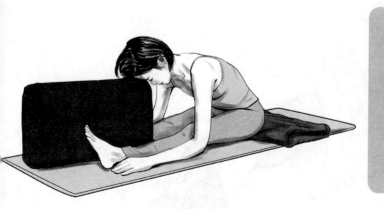

TIPS

| 小提示 |

　　骶髂关节受伤或坐骨神经痛的练习者，若在前弯时感到疼痛，应避免此动作。怀孕者改用蜻蜓前弯式替代。

（7）开肩扭转式（Shoulder-opening twist）

对应经络：胃、脾，心、肺

进入体式步骤：

① 面朝地趴下，将左手臂往右侧打开，与左肩同高。

② 吐气时，将右腿弯曲移向后方，右脚掌踩在垫上。

③ 让左腿保持伸直。

④ 右手掌推地。若要加深强度，右手可以增加推地次数。

⑤ 上述动作做完后，换另一边身体接着做。

停留时间：3～5分钟（初学者可为1.5～3分钟）

正念练习重点：随着呼吸体验身体最有感受的部位，并且觉知到那个部位的变化和情绪及念头的发生。

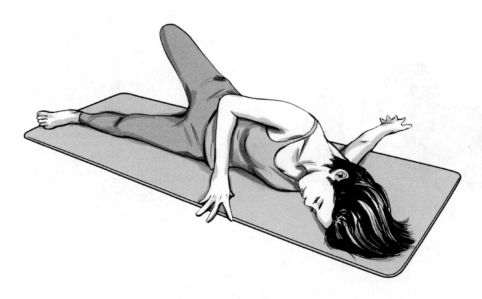

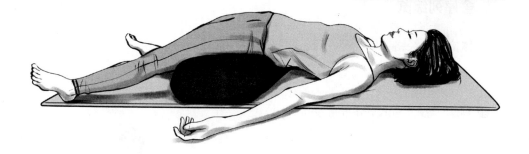

（8）舒缓桥式（Supported-bridge）

对应经络：肾、膀胱，心、肺

进入体式步骤：

① 面向天空仰躺在瑜伽垫上，将瑜伽枕放旁边待用。

② 让双腿弯曲，脚掌踩在垫上。

③ 吐气时，将臀部抬离地面，拿起瑜伽枕横放在骶骨下。

④ 如果感到腰部弯曲太多，就将枕头往臀部下方移动，可减缓过度弯曲。

⑤ 如果瑜伽枕太高让腰不舒服，可改用毛毯。

停留时间：3～5分钟（初学者可为1.5～3分钟）

正念练习重点：呼吸时，感受下腹部、腹股沟，以及骨盆前侧的身体感受和空间。

ॐ 舍序列

舍序列综览

体位对应经络：胃、脾，肾、膀胱，心、肺

❶ 蝴蝶前弯式（Forward-fold butterfly）

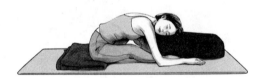

❷ 龙式（Dragon pose）

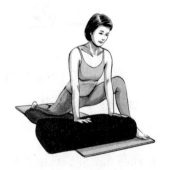

❸ 海豹式（Seal pose）

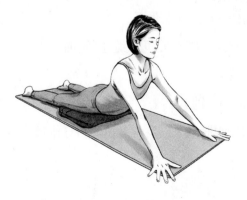

❹ 半卧英雄式（Half-saddle）

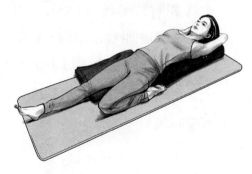

❺ 躺姿扭转式（Recline-twist）

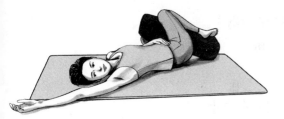

❻ 蜻蜓前弯式（Forward-fold dragonfly）

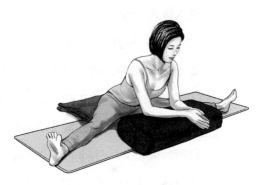

❼ 蝴蝶后弯式（Recline butterfly）

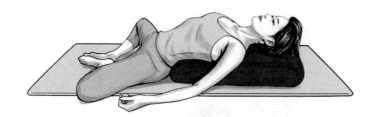

正念练习重点：

（1）呼吸：觉知自然呼吸。

（2）专注力：平稳呼吸，觉知并保持身心发生变化的感受。

舍序列动作详解

（1）蝴蝶前弯式（Forward-fold butterfly）

对应经络：肾、膀胱，肝、胆，胃、脾

进入体式步骤：

① 坐在折叠好的毛毯上，让臀部坐骨左右分开。

② 将双腿弯曲，脚心对脚心，脚跟远离耻骨30～40厘米。

③ 将瑜伽枕平直放在脚上，上身前趴在枕头上。

④ 也可将枕头竖高，额头点在枕头上。

停留时间：3～5分钟（初学者可为1.5～3分钟）

正念练习重点：允许呼吸自然发生，"观看"每个呼吸都是独特的，时而长，时而短，时而深，时而浅。

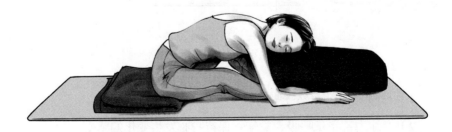

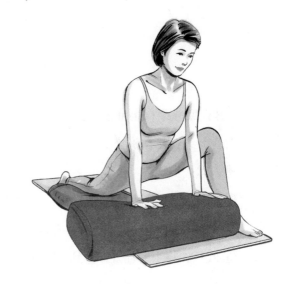

TIPS

| 小提示 |

　　骶髂关节不适者应避免此动作。

（2）龙式（Dragon pose）

对应经络：胃、脾

进入体式步骤：

① 将折叠好的毛毯垫在右膝下。

② 如上图将左脚放在瑜伽垫边缘，左膝盖勿超过左脚踝边缘。

③ 两手臂伸直放在瑜伽枕（或改用瑜伽砖代替）上。

④ 吐气，将臀部沉向地面，直到右腹股沟和右大腿前侧感觉到呼吸。

⑤ 让肩膀放松，并移离耳朵。

⑥ 若背或腰不适，可用瑜伽砖将瑜伽枕垫高。

⑦ 上述动作做完后，换另一边身体接着做。

停留时间：3～5分钟（初学者可为1.5～3分钟）

正念练习重点：保持肩膀放松并移离耳朵，允许肌肉放松下坠。

（3）海豹式（Seal pose）

对应经络：肾、膀胱

进入体式步骤：

① 将毛毯垫在腹股沟下，腹部贴瑜伽垫，趴下。

② 两手掌如第113页图所示压在瑜伽垫两侧边缘。

③ 吐气，将手臂伸直，直到下腰部感觉到肌肉紧张。

④ 将肩膀放松，移离耳朵。

⑤ 若腰部感觉太强烈，就将两手肘放在地上，可减缓强烈感。

停留时间：3～5分钟（初学者可为1.5～3分钟）

正念练习重点：专注于脊柱两侧的感受，吐气时感到放松，吸气时感到平静。

TIPS

| 小提示 |

　　腰痛者应避免此动作，可用人面狮身式替代。

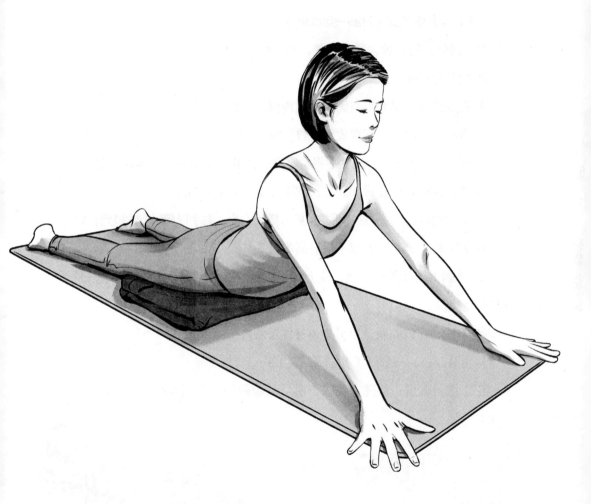

（4）半卧英雄式（Half-saddle）

对应经络：胃、脾，肾、膀胱，心、肺

进入体式步骤：

① 将毛毯放在瑜伽垫右侧，右腿伸直，右臀坐在毛毯上。

② 将左腿弯曲，左脚踝放到左臀外侧。

③ 将左臀抬离地面，用左手将左小腿肚往脚跟方向顺压，再将左臀坐下。

④ 将瑜伽枕直放在臀部后方，双手撑地往后躺到枕上。

⑤ 躺安稳后，左手弯曲，手掌从后方搭到右肩，右手以相同方式搭到左肩。

⑥ 若手搭不到肩，就双手抱肘高举过头。

⑦ 若躺下后膝盖会离地，或上身无法躺到枕头上，就用两块砖或一件毛毯从枕下垫高。

⑧ 上述动作做完后，换另一边身体接着做。

停留时间：3~5分钟（初学者可为1.5~3分钟）

正念练习重点：伴随着呼吸，感受从腹股沟往下到大腿前侧（胃经）的变化。

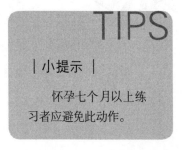

TIPS

| 小提示 |

怀孕七个月以上练习者应避免此动作。

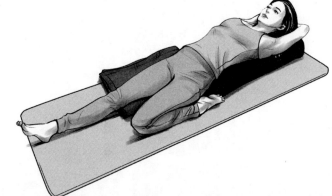

（5）躺姿扭转式（Recline-twist）

对应经络：肾、膀胱，心、肺

进入体式步骤：

① 脸朝天空仰躺在瑜伽垫上，双脚踩垫，将瑜伽枕夹在双腿中间。

② 将右手尽量伸直越过头放在地上。

③ 吐气，将两脚夹着瑜伽枕倒向左侧地面。

④ 将左手放在腹部上方。

⑤ 上述动作做完后，换另一边身体接着做。

停留时间：3～5分钟（初学者可为1.5～3分钟）

正念练习重点：伴随着呼吸，感受从腹股沟往下到大腿前侧（胃经）的

变化。

TIPS

| 小提示 |

　　若左大腿碰不到地面，用毛毯垫在左大腿外侧以支撑。

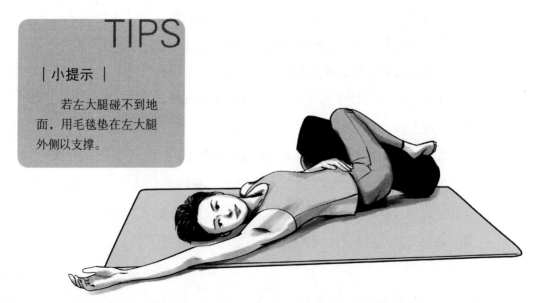

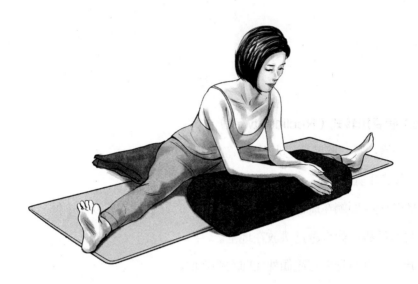

（6）蜻蜓前弯式（Forward-fold dragonfly）

对应经络：胃、脾，肝、胆

进入体式步骤：

① 坐在折叠好的毛毯上，让臀部坐骨左右分开。

② 将双腿伸直张开，两腿夹角大于90度。

③ 拿起瑜伽枕横放在双腿中间。

④ 将手肘放在枕上向前弯曲，若手肘放不到枕上，可将双臂伸直，将手掌放在枕上。

⑤ 若难以坐直，就将臀部下的毛毯再折叠得更厚些。

停留时间：3～5分钟（初学者可为1.5～3分钟）

正念练习重点：同时观察身体、情绪和思绪的变化，它们好像天空的云朵，来了又去，去了又来，要允许所有变化自由来去。

（7）蝴蝶后弯式（Recline butterfly）

对应经络：胃、脾，肝、胆

进入体式步骤：

① 坐在垫上，双脚踩垫。

② 脚心碰脚心后，双腿打开。

③ 拿起瑜伽枕，竖直放在背后。

④ 手撑垫往后躺到瑜伽枕上。

⑤ 躺下后，若觉得腰部压力太大，可以用瑜伽砖或毛毯将瑜伽枕垫高。

停留时间：3～5分钟（初学者可为1.5～3分钟）

正念练习重点：通过观察一切变化，体验并"看见"这些不断发生的变化，它们是生命的本质。

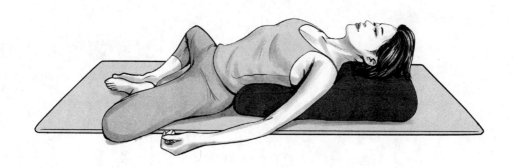

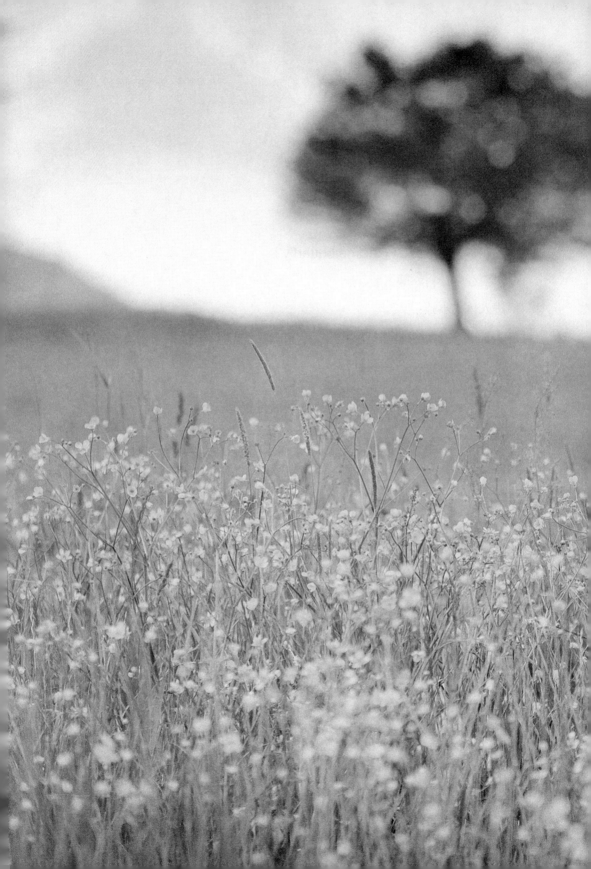

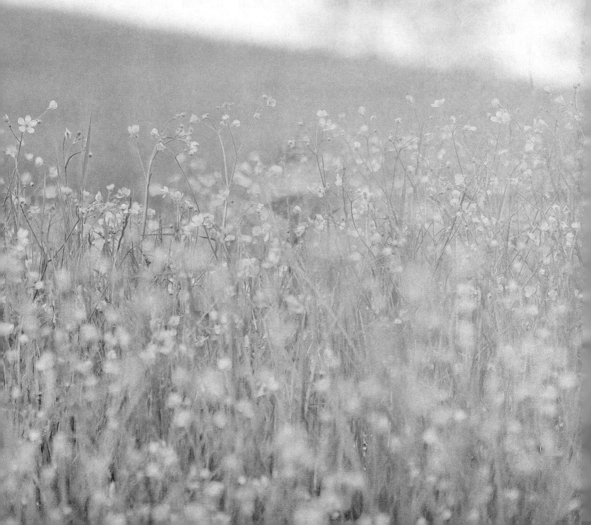

第五章

落实正念生活

🕉 瑜伽练习与生命的韵律节奏

··

　　如今，瑜伽练习的学派有多种，主流学派有阿斯汤加瑜伽（Ashtanga Yoga）、哈达瑜伽（Hatha Yoga）、艾式瑜伽、阴瑜伽、静瑜伽，其练习方法趋向静态练习的生命能量呼吸法和静坐。以上都属瑜伽练习的范畴，但因练习时切入的角度和练习本身的强度不同，其带给人的益处也各不相同。

　　如果能将这些不同学派的练习当成如同使用工具箱内各种不同的工具那样来支持和滋养自己的身体和生活，瑜伽练习就能够被活用且具备正念质量。这与僵化地只用一种方式埋头苦练有极大的区别。

　　生命的韵律，就如同一年有春夏秋冬四个季节一般。作为瑜伽练习者，要感受到节气的变化，善解自己目前的身体状况、生命状态及现阶段的生活和工作情况，进而选择瑜伽练习的方式和次数。

　　比方说，如果自己的工作属于久坐办公室性质，则进行阳刚动态的练习，能将昏沉的头脑和软组织硬化的筋骨唤醒，就可进行动态的练习。但若因季节性工作而忙碌、加班，以致身心俱疲，可能连到垫子上练习1小时的时间也没有，那么阴瑜伽或静瑜伽练习能让练习者在瑜伽垫上，通过几个体式的停留（即便是15～30分钟的时间），找到一个在忙碌的工作和压力之下喘息和放松身心的避风港。

　　又譬如，感冒或体力不佳时，阳刚动态的练习会耗散身体复原所需的元气（如果只是纯粹受寒，也许发汗反而有帮助），而偏向静态的练习，则能储备体力和气血，对这样的身体状态反倒是较为合适的选择。

再譬如，女性经期来时，需要让下行气●运作，以便将经血顺畅带出体外。这时不适宜做强烈运动或启动大腿和骨盆腔肌肉。阴瑜伽练习中不需站立的地板动作，只以3～5分钟的停留即可帮助心绪稳定放松，让下行气自然运作。

瑜伽练习的选择，应随着练习者的生命阶段而改变。譬如成家生子后，也许为了照顾孩子和操持家务，也许为了兼顾工作，以致练习的时间减少，身体状态也因耗费心力而不佳。这时，能够交替着进行阳刚和阴柔的瑜伽练习，并感受身心当下的状况，再依此时身体和家庭状态分配阴阳练习的比例，身心就能够得到滋养和支持。不要选择单一的练习方式，或一味坚持某一种动作练习。

如同我们前文所提及的，一般人对瑜伽练习的认知是，起码要进行1小时左右的课程。但如果自己在家里练习，则无须拘泥于时间的长短，只要身心觉得有这种需要，进行15～20分钟的练习，也算得上是一次完整的练习。

重点在于，练习后感受和观察身心的反馈。当真正感受到瑜伽练习是

● 下行气（apana），是种排出能量的气，负责人体排泄、月事、射精和分娩等功能。

在滋养身心的时候，在忙碌的生活中，自己安排和规划练习的时间就会渐渐变多。

这个过程，也是一个自我了解和自我观察的觉知培养过程。如同正念的梵文原意为"忆起"一样，在繁忙的工作和生活中，我们能够按下暂停键，"忆起"用瑜伽的方式回到呼吸并照顾和滋养身心。这就是正念的生活。

ॐ 生活中的黄金练习时间

在瑜伽垫上进行正念练习，学习如何通过在瑜伽体式的停留中觉知呼吸和进行自我身心"观察"，我们就可以将这些练习带入瑜伽垫以外的生活。以下列举了几种日常生活中必然会遇到的情形，以及可以搭配的练习方式。这些生活中的练习，与瑜伽垫上的练习同等重要。

情形1：零碎的等待时间

练习方式：慈心祝福心法

所谓零碎时间，指的是通常我们会觉得无聊，或不太情愿等待或过渡的时间。这段时间可长可短，在这段时间里我们也无法真的能完成什么重要的事。

例如，在时长90秒的红灯前等待通行、等待银行工作人员叫号、乘坐地铁或电梯、在咖啡店等待一杯可带走的咖啡……其间等待或花去的看似零碎的时间，可用来练习慈心祝福心法。它能帮助内心安稳，让人忙而不乱。

心能安稳，即使遇到不可预测或突发情况（如遇绿灯通行时，一辆右转车差点撞到你，或者你点的咖啡口味不对），我们的内心也不会太过冲动或因此暴怒起来，而是有好的心气回应和处理这些情况。

在零碎时间里还能"记起"练习慈心祝福心法，表明正念的觉知已了解为何要练习，并慢慢观察生活中何时有零碎的等待时间。在看似零碎的时间中练习，我们就能常将自己的心念带回当下，并且在练习过程中感到心安、喜悦。虽然看似只做了慈心的练习，但练习慈心时，我们在不同的情形下也练习了悲、喜、舍的产生。

如果因为某些因素，需要比平常等待得久的话，我们偶尔也可以放松，并且耐心地等待。然而也有些时候，可能一不小心，因略显过久的等待，往往容易让不耐烦的情绪产生。如果不巧当天还遇上其他事情或因素，让情绪有更大的起伏，受到刺激，不耐烦的情绪就可能在转眼间变成连自己都感到惊讶或不明白的怒气。

因为在这样的等待过程中，我们一心一意希望红绿灯能快点变绿，快点轮到自己的号码，或快点拿到咖啡。这样一来，我们就感觉等待的时间更长、更难耐。实际上，这些等待时间通常很短，介于1.5～5分钟之间。

在这些零碎的时间里进行慈心练习，能够帮助身心安稳，并且通过真心地祝福自己和他人，能让心念柔和、友善。

每天利用零碎时间进行慈心练习，日积月累，我们的心会慢慢对自己和他人敞开且变得柔软。虽然只是慈心练习，但在练习的同时培养了无分别心。

慈心祝福心法

　　觉知着呼吸和自己的身体，让眼睛放松地看向四周的人和物，清楚地看到周围的人物（四周大约有多少人，以及他们的性别、年龄，等等）组成和环境结构（注意室内或户外的景物），然后在心里真心地做慈心祝福练习：愿我身心健康并真正幸福，愿他人（眼前所见之人）身心健康并真正幸福。

情形2：让牙医治疗时

练习方式：觉知呼吸和"观察"身心反应

　　看牙这件事，几乎每年都有练习者和我分享。他们在正念练习后，看牙时就不再感到恐怖。他们察觉到，以前看牙时总是很害怕，坐在诊疗椅上，医生还没来，脑子里就开始想象等一下会有多疼，然后越想越感到害怕。

　　在正念练习后，虽然也还有害怕的感觉，但他们回到呼吸觉知去"观察"身体和思绪的反应。在觉察到脑子里开始"播放"等会儿治疗牙齿将带来疼痛的预告片时，他们回到呼吸觉知。等到医生来了开始治疗牙齿时，尽管机器高速转动发出尖锐刺耳的声音，他们的身体肌肉紧缩，感到紧张，但再也没有之前想象的那么恐怖。借由呼吸，他们能够跟真实发生的体验在一

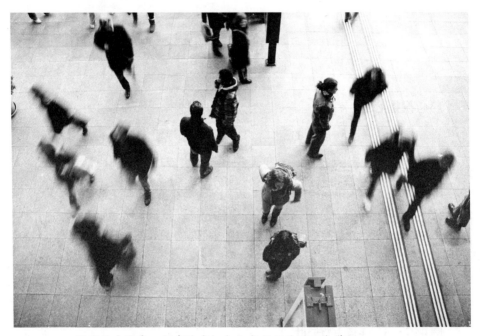

忙碌的生活中，仍有许多机会和空当可练习正念觉知。

起，也许这种体验并非愉悦的，但不是头脑中想象出来的版本。

觉知呼吸和观察身心反应

觉知身体仰躺的状态，平稳呼吸，让吸气放松，但吐气略长。一边呼吸，一边观察身体和思绪的变化，如果察觉头脑在"播放"带来疼痛或恐怖的预告片，就再次觉知身体仰躺的状态，让吸气放松，但吐气略长，并通过呼吸觉察"当下实际发生"的治疗步骤和身心反应。

情形3：与好友或伴侣交谈时

练习方式：悲心倾听

在生活中，我们与自己关爱的好友或伴侣交谈时，可能出于想帮助对方的好意，急着打断他们正在说的话，想给出自己的建议；或者根本没有用心听他们说话，只是在脑子里一直盘算着等一下自己想说些什么。

当好友或伴侣向我们诉说目前生活中遇到挑战或艰难的话题时，通常我们以担心或安慰他们的话语来作为回应，因为这是我们懂得表达关爱的方式。只是，担心和安慰的话语，并不能真正抚慰当事人的心。有时候，对方需要的只是希望有人能够真切地倾听他们针对面临的困难、痛楚和纠结的诉说。不着边际的建议和安慰，有时让当事人感到更纠结两难、孤立无援，也就不被听进去。

当我们关爱的好友或伴侣愿意诉说时，我们能够真切并富有觉知地倾听，这种倾听的本身，对当事人已然是一种深度的关心和陪伴：关心诉说者"以他的方式"表达的内容，陪伴诉说者体验着诉说过程中发生的身体、思绪或情绪的反应，感受着诉说者的喜悦或悲伤、困顿与无助。

悲心倾听

　　觉知自己身体的姿势，感受着呼吸在身体里的变化，用整个身体和呼吸聆听对方。感知何时自己的腹部或胸口收紧，何时放松。如果发现自己急着想发言或打断对方的话语，就回到呼吸，提醒自己聆听。

情形4：下雨时

练习方式：觉知扩张

　　台北是个多雨的城市，每逢梅雨季节，人们常会因雨天交通和行走不便而感到烦躁或心情沉闷。

　　在雨天，我们可以一边行走，一边通过呼吸觉知着伞下的空间，感知着打在手上的雨滴，也感知着脸部接触到的微风和空气中的湿度；注意到走在地面时的步伐；全然觉知着四周环境的变化；并且意识到在高处的云层之外，太阳仍然照耀着，虽然阳光暂时消失，但并不表明它不存在。

　　像电影镜头拉远般再往更高处走，我们会看到整个地球。地球只是宇宙中众多星球之一，而我们在这浩瀚的宇宙中，是个微不足道的奇迹。当觉知如此扩张时，眉头渐渐松开，我们感到身体也变得轻盈起来。外在的雨天这个事实虽然没有改变，但内在的感觉因正念觉知而有了空间和扩张。

ॐ 自我疗愈与转化之道

● 认识情绪和模式

有了正念练习，并不代表练习者没有情绪，或总是处在优雅平和的状态。正念练习主要是帮助我们更深入认识和了解自己的情绪，尤其是那些我们不喜欢或不熟悉的情绪，还有认识真实和未知的自己，而不只是想象中所建构出来的自己。

原生家庭、童年经验，以及过往的生活经历（包括在学校和社会的），塑造出我们的情绪模式。这些生活经验和情绪模式的建构，让我们非常习惯并擅长用某些类型的情绪去因应生活中的许多状况；相对地，对于其他情绪则非常陌生。

我们习惯的情绪，通常会在生活上带给我们许多方便，或者让我们得到相对应的情感回馈。

比如，人群中的"开心果"，或脾气佳的好好先生、好好小姐，他们的人缘自然不差。但相对地，这种类型的人对冲突和意见分歧非常陌生，因为陌生，所以有时不知该如何处理自己的情绪和面临的这类情况。又比如，一个单亲家庭的母亲坚强地抚养孩子长大，对于感受脆弱这样的情绪是极为陌生的，因为"坚强"是支持她一路走来的方式。

在家人、伴侣，或亲子的亲密关系中，也会因为原生家庭的氛围或成长模式，建构出不同的相处模式，比如总是以隐忍、老好人来换取和平，或总是以"冷战"来面对冲突。孩子长大后，会将这些模式带入自己的亲密关系，或者在步入婚姻后，带入新的家庭。

在这样像唱盘不断重复、近乎强迫性和约制性的模式中，人们无法认识或了解自己的情绪，因为在还没开始认识的时候，情绪模式的惯性就直接切入到以往应对的模式（如隐忍或冷战），以避开害怕感受的冲突和意见分歧，一直到事件稍微平息为止。

除了情绪模式外，我们的智力和学习到的知识会让我们分析事情首先以好、坏、对、错来判断在事情中该做何反应。在这种判断和顾及他人感受的衡量之中，自身的真实感受往往会被忽略。

通过正念练习，我们渐渐地能对自己的情绪有更多观察，并且渐渐地看出当中的运作模式。同时，借由觉察自己的身心和慈悲心的练习，我们就能与不熟悉或一接近就害怕的情绪共处。

在共处的过程中，就好比和一个陌生人（不熟悉的情绪）一同坐在公园的长凳上，我们不会一看到这个人（一接近就害怕的情绪）就害怕得拔腿就跑。与这个陌生人多次共同坐在公园的长凳上后，当他再次出现时，我们能坐在长凳上对他说："嗨！你又来了。"

正念并不是正向思考。过度的正向思考有可能让我们强压下那些自身感受真实的害怕、恐惧、不安、困惑或不确定感。

正念练习的一个意义在于，它是一个工具，帮助我们去"看到"和感受自己那些"很人性"，但不是那么容易看到的烦恼，如疑惑、不安、纠结、懊悔、羞愧、为难、拉扯、侥幸，贪婪和嫉妒，等等。而真正的疗愈与转化，来自我们自身有能力和有内在容量去"支撑"（to hold）这些烦恼，同时让"人性"出现，包括所有美好光辉的人性和黑暗丑陋的人性。

● 心灵生活的有机肥料

阴瑜伽练习和正念结合，允许我们来到一个时间和空间，通过呼吸和瑜伽体式跟自己共处。

在这样有品质的共处中，通过呼吸和"观看"，触及那些也许不是那么舒服或熟悉的身体和情绪感受。

熟悉、舒适又正向的情绪就像苹果的甜美果肉，我们习惯将不熟悉和不舒适的身体与情绪的感受像果皮般削去丢弃。但有了正念和阴瑜伽作为练习的工具媒介，那些丢弃的果皮（不熟悉和不舒适的身体和情绪的感受）也能够通过有系统的练习，转化成生活中的肥料以滋养生命。经历这个过程，我们也持续地在不设限的情况下，一次又一次地和当下的自己相遇。

● 正念并非万灵丹

在生活中，我们扮演着许多角色，并且在这些角色中切换和履行这些角色的职责和义务。

当注意力需要被切割和分散，而我们需要同时照顾各种不同的情况时，"失念"（正念的相反）的情况很容易发生。

也许你有以下类似的体验：在家里，炉子上的锅里正在烹煮晚餐，孩子要你陪他玩，但你妈妈这时打电话来想跟你说说话；此时手机又响起来，来电显示是公司的电话。在短暂的时间里，同时有多个来源切割专注力，让我们日复一日像陀螺一样地打转。正念练习帮助我们将这些快速的生活节奏按下暂停键，回到自己的身心并与之共处。

正念练习并不是生命难题或挑战的万灵丹（cure-all）。但正念的确能提供给像陀螺般转不停的身心一个安稳的地方，帮助我们触及自己的身心并与之共处。

持久又延续的专注力和耐心，也是正念练习的结果。持久又延续的专注力，在许多佛家更高层的静心和冥想练习中是练习的基石，同时也在工作和生活中扮演着支持学习的角色。有了正念和四无量心的基石后，能帮助其他瑜伽或佛学的练习深化与内化。

并不是每一种方法都适合每个人，我们身处于一个多元的时代，有各种不同身心练习的方式、信息和渠道。我鼓励各位读者尝试并找寻让自己产生共鸣和滋养身心的练习方式，让它能够为自己的生命开启另一扇窗，并且带来无限的可能。